龙城科普系列丛书·药师进万家科普丛书

胃肠道常见疾病合理用药手册

潘玉艳 主编

學苑出版社

图书在版编目（CIP）数据

胃肠道常见疾病合理用药手册 / 潘玉艳主编. -- 北京：学苑出版社，2018.8

ISBN 978-7-5077-5487-2

Ⅰ. ①胃… Ⅱ. ①潘… Ⅲ. ①胃肠病－用药法－手册 Ⅳ. ①R570.5-62

中国版本图书馆 CIP 数据核字（2018）第 120508 号

责任编辑：黄小龙
出版发行：学苑出版社
社　　址：北京市丰台区南方庄 2 号院 1 号楼
邮政编码：100079
网　　址：www.book001.com
电子邮箱：xueyuanpress@163.com
销售电话：010-67601101（销售部）　67603091（总编室）
印 刷 厂：江阴金马印刷有限公司
开本尺寸：890×1240　1/32
印　　张：5
字　　数：121 千字
版　　次：2018 年 8 月第 1 版
印　　次：2018 年 8 月第 1 次印刷
定　　价：45.00 元

《龙城科普系列丛书》编委会

主　任　宋　平

副主任　王　彬　张荃兴　王广宝　芮云峰

编　委　鲁玉凤　李凯虎　张淑波　念保顺

沈　戈　丁小平

《药师进万家科普丛书》编委会

主　任　朱柏松

副主任　汪晓东　刘志洪

总　编　游一中

编　委　陶科叶　汪红艳　王　斌　王明丽

王莉英　翁春梅　刘广军　唐风雷

本书编委会

主　审　黄　锦　彭苗苗

主　编　潘玉艳

编　委　**（按姓氏笔画排序）**

吴紫娟　杜珂沣　张京晶　钱晓丹

商晶晶　蒋慧群　潘丽娟

美　术　苏　丹　杨　佳　王吉憋

支持单位　常州市卫生和计划生育委员会

常州市科学技术协会

常州市第二人民医院

常州四药制药有限公司

常州市医院协会医院药事管理委员会

总序

药物是人类在从事生产劳动时，自觉或不自觉地探索大自然所得到的成果，人类保持健康的基本需求是其不断发展的核心动力。从人类诞生起就有了药物。远古时期，炎帝神农氏遍尝百草，宣药疗疾。现代社会，随着医学技术的飞速发展和社会文明程度的普遍提高，人民群众的健康状况得到了较大的改善，但是，据国家卫计委调查显示，2015 年全国居民健康素养水平为 10.25%，仍处于一个较低的水平。另一方面，高速增长的药店、诊所和网购药品市场，让人民群众获得药物更为简单。便捷的购药途径与较低的健康素养背后，隐藏着与药物选择、使用、保存、观察不良反应等相关的一系列隐患与风险。

在 2016 年召开的全国卫生与健康大会上，习近平总书记强调："没有全民健康就没有全面小康。要加快推进健康中国的建设，努力全方位、全周期保障人民健康，为实现'两个一百年'奋斗目标、实现中华民族伟大复兴的中国梦打下坚实健康基础。"作为卫生计生工作者，提高人民群众的医学科学素养、传播药物健康知识是我们的天职。我们积极开展"天使志愿服务""药师进万家"等形式多样、群众喜闻乐见的活动，让群众懂得疾病的规律，逐步增强预防疾病的意识，掌握改变生活方式的技巧，提高自我健康管理的能力。

药物发挥治病救人的作用，除了医生开对药，还需患者用对药。

为了向人民群众普及科学用药知识，提高用药的依从性，我们组织我市医学和药学专家编写了“药师进万家科普丛书”。《龙城科普系列丛书》是江苏省常州市科协重点支持的项目，通过鼓励、支持社会各界组编科普图书，惠及大众，以打造龙城科普品牌。考虑到《龙城科普系列丛书》内容涉面广、体量大、专业性强，应丛书编委会要求，对系列科普书种类进行了细分，分为若干子丛书。“药师进万家科普丛书”即为其中一种子丛书。本丛书根据不同的医学、药学领域为每册书分别成立编委会，以通俗易懂的语言，向公众宣传普及科学用药知识和健康文明的生活方式。丛书能够把专业性强、人们不熟悉的医学知识转化为适应大众的“套餐”，让人民群众把这些专业知识消化成“常识”，具有很强的针对性、实用性，是一套能让大家读得懂、学得会、用得上、信得过的科普读本，可谓是群众用药的“科学帮手”。

我相信，“药师进万家科普丛书”必将对人民群众的健康有所裨益。今后，我们还将根据疾病谱的变化和人民群众的需求，不断推出新的科普丛书，满足人民群众了解健康知识的需要。

常州市卫生和计划生育委员会党委书记 主任　朱柏松

2017 年 10 月

前言

给你看个网上的段子：

旺财是一条两岁的狗，有一天它和主人发微信。

旺财：“要喝牛奶，下班给我买！”

主人：“不买，狗喝牛奶拉肚子，不健康。”

旺财：“我全职看家！没工资！饿了给啥吃啥！渴了喝凉水！满屋子想啃的东西！不能啃！酒店不给住！过山车不给坐！看世界是黑白的！……这样的狗生！想喝个牛奶你跟我谈健康！谈！健！康！”

主人：“你的肠道天生乳糖不耐受，喝完就拉，怪我咯！”

旺财：“买酸奶！”

美味当前，美食当道，怎能不垂涎三尺？可惜，吃完就拉的故事也经常发生，郁闷！

“吃喝拉撒睡”，平淡无奇，其中“吃喝拉”三项跟胃肠道紧密相关，没有健康的胃肠道，面对美食也只能望洋兴叹，平静的日常生活，也将备受折磨。

不能认为胃肠道仅仅是食物消化和吸收的器官，它还有着许多其他功能。比如肠道，它分为吸收营养成分的小肠和排出废物的结肠和直肠，它还是人体免疫功能的第一道防线。人体有超过 70% 的免疫细胞存在于肠道内，包括巨噬细胞、T 细胞、B 细胞等。同时肠道还是排毒器官，全身 60%~70% 的淋巴结分布于此。它们与肠道黏膜一起，识别来自食物中的有害物质，杀灭它们然后将之排出体外。

很多人因工作繁忙，所以生活不规律，遇到美食就暴饮暴食，想减肥就随意减少进食数量或进食种类。如此种种引得胃炎、消化不良、腹泻、便秘等悄悄跟上你。不重视、不就医、不听专业指导、上网查百度，这些不正确的处理方式不仅影响胃肠道本身，还会导致症状进一步恶化。

我们不能认为胃肠道疾病常见多发，随便用点药就行。晚上胃部不适，痛醒，你是喝点中药汤剂呢，还是按说明书认真服用西药？吃个烧烤拉肚子，你是去药店买点止泻药呢？还是按医嘱使用抗菌药物？朋友聚餐，大碗喝酒，大块吃肉，没想到突然腹痛难忍，你是来点止痛片止止痛呢，还是赶紧去医院接受正规药物治疗？疾病猛如虎，用药更是关系重大，一念之间，差之千里，千万别把自己当成试药小白鼠，赶紧找能给你专业用药指导的药师和医生吧。

我们也不能认为胃肠道疾病症状减轻或消失就算万事大吉。出院了，以为从此以后再无胃肠疾病烦恼，那你就是想多了。无论是消化性溃疡还是炎症性肠病，症状减轻甚至消失只能是阶段性胜利，要想完全成功，你还得按疗程服用药物，按要求定时复查，按疾病特点注意饮食及生活习惯的改变。只有这样，你才能真正高枕无忧。

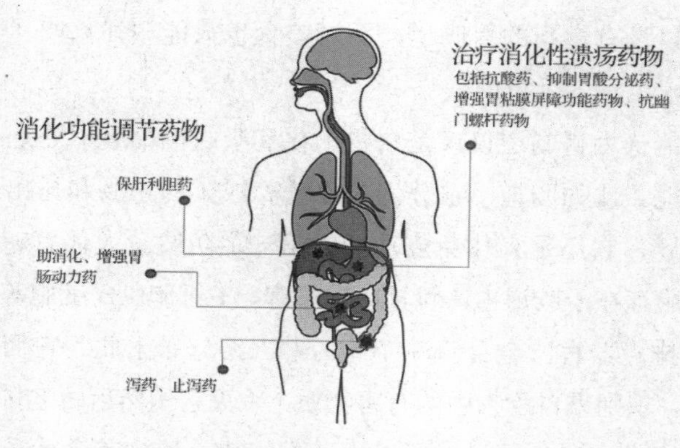

胃肠相关药物作用位置示意图

涉及胃肠道的药物很多，作用于胃肠道的各个方面，一不小心，也许会把便秘吃成了腹泻，一不留神，呕吐没治好，反而引来了腹胀。如何才能分得清、辨得明呢？如何才能治对症、用对药呢？就请把这个任务交给我们吧，我们将带你了解胃肠道的秘密，给你讲解常见胃肠道症状、疾病如何使用药物，告诉你生活中采取哪些措施可以预防或减少胃肠疾病复发，告诉你怎么应对传说中恐怖的内镜检查，还有网上关于胃肠道药物的真假故事。

每个人都有梦想，作为一名药师，我们的梦想便是当你面对胃肠疾病时，能在我们的专业指导下，从容用药，开启新的健康生活。胃肠，一生相守，合理用药不折磨，这便是我们编写这本书的出发点。

编者

2017 年 10 月

目 录

第五章　内镜检查不用怕

第六章　胃肠道药物这么用是真的吗?

第七章　特殊人群如何使用胃肠道相关药物

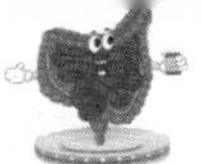

第一章 一颗药片的旅行
——带你一起了解胃肠道的秘密

一、药片的旅行攻略

我是一颗药片，个子虽小，理想很大，我的目标是为人类健康奉献终身。怎么做呢，我的一些兄弟是通过肌肉注射、静脉注射、腹腔注射等方式，而我选择了口服。虽然这个途径要走过很多地方，才能到达目的地，但是对于病人来说却是最经济、方便、安全，也是应用最广泛的。通过胃肠道的旅行，我就能发挥治病救人的作用了。对于这趟旅行，我充满了期待和好奇。别看我只是个小不点，人们可是对我寄予厚望，给我穿上各种各样的外衣，比如糖衣、薄膜衣、肠溶衣、软硬胶囊。还有特殊装备，比如定时释放的渗透泵药物，只去指定地点的靶向药物。

口腔和食管像个滑梯，人们服用我时，最好喝点水，水是最好的助推剂，在它的作用下，我会很顺利穿越食管。食管与胃连接处是贲门，它是胃的进户门。胃是位于腹部左侧的一个 C 形器官，我首先到达胃底，胃底并不是胃的底部，而是胃的上部，在胃的下部的是胃体和胃窦。我的兄弟中有一类药叫非甾体抗炎药，他们有个坏处，就是会攻击胃，特别是有些需要长期服用他们，还本身胃就有问题的人，会引起胃出血，但这不是它们的本意。它们是解热、镇痛、抗炎、抗风湿的好手，人们已经在慢慢改进，出现了一些新品种，比如塞来昔布。在胃肠道的周围还分布着肝、肾、脾、胰等脏器，它们是胃肠道的好邻居，胃肠道吸收的物质供应给它们，为人体提供所需的物质能量。

胃的出户门叫幽门，出了幽门便是小肠和大肠，小肠包括十二指肠、空肠、回肠，大肠包括盲肠、结肠、直肠。在胃的底部，胃窦通过幽门括约肌开口于十二指肠（小肠的一部分），十二指肠与胃联结后先向下延伸，再曲折往上，整个形状像个英文字母“C”。十二指肠下来便是空肠和回肠，空肠开始于十二指肠的空肠曲约占整个空回肠全长的五分之二，位于腹腔的左上部，回肠位于腹腔的右下侧，回肠下来便是盲肠，盲肠是大肠开始的地方，左接回肠，上通升结肠，升结肠下来是横结肠、降结肠和乙状结肠，他们大部分固定于腹后壁，结肠的排列像英文字母 M，将小肠包围在内。

胃肠道是什么？仅仅是消化吸收药物的场所吗？不，它的作用很大。胃肠道是人体的加工厂，也是人体营养的供给站，我们吃进去的东西，不管米面粮油、蔬菜水果还是药物，都要通过胃肠道，被分割成比原来体积小的多的物质。胃肠道中的消化酶将这些物质变成人体能吸收的小分子，才能被覆盖在胃肠道上的血管吸收，再为人体所用。

（一）必到景点 A：劳模大口袋——“胃”你辛苦为你忙

胃位于上腹部，介于食道和十二指肠之间，是消化道最宽大的部分，它就像个有弹性的袋子，它的形状和位置会随着里面装的东西的多少和体位的变化而改变。

食物的消化吸收，离不开胃的“辛苦工作”。在人体的咽和食管处有感受器，当人们咀嚼和吞咽食物时，这些感受器就会受到刺

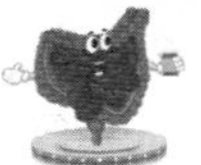

激，然后反射性地通过迷走神经的作用，引起胃体、胃底肌肉的舒张，使胃的容量能适应人体摄入的食物，并使食物暂时保留在胃内。食物到达胃内五分钟后，会以每分钟三次的蠕动波从贲门开始向幽门方向运行。在胃不断收缩蠕动的过程中，会使食物和胃液充分混合，对食物进行搅拌、研磨、粉碎、最后形成米糊状的食糜。胃的收缩蠕动，促使胃腔内形成一定的压力，这种压力推动食糜向下，也就是十二指肠的方向移行，每个主动波，通常可推动 1~3ml 的食糜进入十二指肠。

我们药物在胃内的经历与食物很像，也会被胃搅拌、研磨、粉碎，与食物相混合，被送入小肠。还有个专有名词，来形容我们药物从胃幽门到小肠上部的速度称“胃排空速率”，它主要受人们摄入的食物的影响。胃内有食物时比空腹时的胃排空速率低；脂肪比糖类、蛋白质的胃排空速率低；当胃内食物的黏度比较高时，胃排空速率也会低一点。所以，我们药物不希望跟食物混在一起，因为这样胃排空速率会比较低，我们进入肠道的速度会明显下降，发挥药效的时间会明显延长，因此，人们会把我们安排在饭前吃。另外，胃分泌胃酸，胃内 pH 酸碱度很低，如果再加上胃排空速率低的话，药物在胃里停留的时间会更长，分解失效的机会更多。我的有些兄弟姐妹就因为吃不消这么酸的环境，导致失去药效，比如大名鼎鼎的青霉素，口服会被胃酸迅速灭活而失效，所以只能注射给药了。而维生素 B_2，因为它的吸收部位在小肠的上部，如果空腹时服用，会因为胃排空太快，大量的维生素 B_2 会在短时间内集中通过吸收部位，导致吸收迅速饱和，吸收量少，生物利用率降低，如果饭后服用，胃排空比较慢，药物就可以在小肠充分地被吸收，所以维生素 B_2 饭后服用比较好。

（二）必到景点 B：九曲十八弯的肠道

我们药物从胃的幽门出来后，就会来到小肠。胃和肠道连在一起就像一根漏斗样的管子，上面粗，下面窄，其中小肠是消化道中最长的一段，长约 5~7m，大肠约 1.5m。这么长的一根管子是如何被安放在我们腹部的呢?

大家肯定有这方面的体会，整理行李箱时，如果一味乱塞肯定很快就满了，只有合理利用空间，才能发挥小小整理箱的最大功能。而人体的腹部就这么大点地方，还有其他器官，肠道只有左右上下弯弯绕绕，才能安放在人体腹腔，又不影响它的功能。这些弯弯绕绕的肠子是怎么固定的呢，会不会绞在一起呢? 在小肠和大肠的外面，有一层腹膜（肠系膜），就跟我们整理箱上的带子一样，把他们扣结在腹腔的后壁上，不让他们在腹腔内绞在一起。

胃肠道这样的九曲十八弯，吃进去的食物会不会被卡住? 他们是怎么前行的呢? 食物经过口腔牙齿的咀嚼、舌搅拌和唾液混合，吞咽进入胃里，在胃里，进而变成食糜。在胃幽门肌的推动下，食糜进入肠道，肠道每一圈都设立了动力系统，它能将上面的食糜不断地向前推进，就是速度比较慢，每秒钟仅 0.5~2cm，当这一圈的食糜推到了前面一圈，前面一圈又会像接力棒一样往前推，这种运动就叫肠的蠕动。小肠的一圈肌肉会有节律地收缩一下，然后又舒张开来，这样在它收缩的时候，小肠里的食糜就会跟小肠的消化液和肠壁亲密接触，充分混合在一起，这种运动叫分节运动，如此反复，小肠里的食糜不断分开，又不断混合，增加食糜的吸收。这种运动在空腹时几乎不存在，进食后逐渐加强，在小肠各段的频率都不一样，十二指肠为 11 次 / 分，回肠末端为 8 次 / 分。

肠的推送主要是由小肠的蠕动来完成。当内容物被推到大肠后，

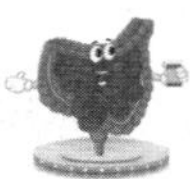

大肠会有一种进行很快、移行很远的强烈蠕动，每天会发生 2~3 次，运动自横结肠开始，经大肠直达直肠，这种运动称为集团运动。直肠被集团运动推进来的内容物所充胀，人们便会产生便意。

除了使食糜前行的蠕动外，肠道还有另外一种运动——混合运动，它的主要作用是使食糜与肠道内的消化液充分混合，并使食物不断地翻搅，这样，食物才能充分地与肠道内表面肠黏膜接触，增加食物的吸收。

肠道对我们药物发挥作用至关重要，它是我们的主要吸收部位。因为我们大多数药物都是弱酸或弱碱性物质，胃酸在到达十二指肠后，会与来自胰液中的碱性碳酸氢根中和，使小肠里的酸碱度保持在 5~7，这个酸碱度是我们药物最适应的环境，我们喜欢在这样的环境里自由运动，最终被肠黏膜吸收进入血液循环，随血液到达身体发生问题的地方，发挥治疗疾病的作用。在这里，我们还会遇到一些特殊的同伴，他们在肝脏转化后，会以代谢物或者原形分泌进入胆汁，再通过胆汁进入十二指肠排泄到体外，但他们经过胆汁排到小肠后，一部分又会在肠道被人体重新吸收，这个过程就叫做肝肠循环。

二、旅行认识的朋友

（一）神经——支配胃肠道的司令官

大家肯定有这种经历，快中午了，呀，饿死了，胃都疼了，肚子都开始咕噜咕噜叫了，其实这些司空见惯的现象还是很复杂的。为什么会饿呢？为什么心情不好，就吃不下饭呢？甚至有人碰上考试就会拉肚子呢？

这些都是因为人体的胃肠道与大脑之间有着密不可分的联系，首先在胃肠道上覆盖着数以万计的神经纤维，它们大多数是受大脑控制的。当大脑感觉到喜怒哀乐使人们有紧张情绪的时候，这些神经纤维马上就能感觉到，从而发挥指令，支配胃肠道的活动。

但是，支配消化道的神经除了有大脑支配的外来神经系统外，在消化道的管壁内还有专主内的壁内神经组成的内在神经丛，这样消化道的内在神经丛就构成了一个完整的、相对独立的整合系统，称之为肠神经系统。消化道壁内的神经细胞仅次于大脑，又称为肠脑。它能感受胃肠道内化学、机械和温度等刺激，还能支配胃肠道平滑肌、腺体和血管。当食物刺激消化管壁时，胃肠道在不需要大脑参与的情况下，直接通过内在神经系统就可以刺激胃壁平滑肌，使其紧张性收缩加强，蠕动及传播速度加快，完成对局部消化功能的支配，大家说，他们是不是很厉害呢！治疗胃肠道疾病的药物中也有这样神奇作用的药物，西沙比利——第三代胃肠促动力药，它能作用于消化道平滑肌上肠神经丛的中间和末端神经元的受体，加速胃、小肠、大肠的蠕动，并加快他们的排空，对食欲缺乏、食量降低都有用，所以，我们药物跟胃肠道的神经是互相帮助的好朋友哦！

（二）胃肠道——营养的集散地

人体每天摄入的食物，在经过口腔的咀嚼、吞咽后，都会汇集到胃肠道。在胃肠道，食物被人体吸收利用，发挥作用。

胃肠道不同部位对各种物质的吸收能力是不一样的，这与它们本身的构造有关。胃的吸收功能相对较差，因为它缺乏像小肠那种绒毛型的吸收性黏膜。在胃里，只有乙醇和水会被吸收。小肠是消化和吸收的重要战场，吸收面积大，光小肠就有 5m 多，上面还

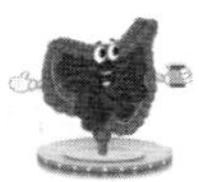

有凹凸不平的皱褶，皱褶上还有突起的绒毛，展开了总面积可以达 $200m^2$。在小肠里，食物已经在消化酶的作用下成为好吸收的物质。食物在小肠里的停留时间比较长，有3~8小时，这些都是小肠对食物吸收的有利条件。在小肠的绒毛里面有毛细血管、毛细淋巴管等，经过小肠吸收的营养会进入到这些管道中。而这些毛细血管网和毛细淋巴管会把营养再输送到比它们高一级的小静脉和淋巴管，就像水分从土里渗到小溪流，小溪流再回到河流，河流再汇聚到大江大河，人体每天吃的食物就这样在胃肠道吸收后进入血液供给我们全身使用。而我们药物可就没有食物那么幸运了，在胃里有三类腺体：贲门腺、幽门腺、泌酸腺，泌酸腺中的壁细胞会分泌盐酸，因此胃液的酸碱度为1左右，虽然水和食物会影响胃液的酸碱度，但即使餐后的酸碱度pH值仍在3~5之间，我们很多同伴往往还没到达吸收的主要场地——小肠，就被破坏失效了，那怎么才能躲过胃酸呢？在我们家族里，有很大一部分是穿了肠溶外衣的高手。肠溶衣使我们在胃液里不崩解，只有到了肠液中才能够崩解和吸收，还避免了有些药物对胃黏膜造成的损伤，比如有些心血管疾病患者常吃的阿司匹林，就有肠溶片剂型。肠溶片是在这些药物的外面包上了一层只能在碱性肠液中才能融解的物质——肠溶衣。在服用这类肠溶药物时，要注意不能掰开、弄碎、研成粉末，而应该整颗吞服。但还有种肠溶片是将药物制成肠溶微丸后再压片的，这种就可将药物化在不含碳酸盐的水里（不应使用其他液体，因微丸的肠溶包衣可能被溶解），微丸绝不应被嚼碎或压破。比如耐信（艾司奥美拉唑镁肠溶片）可以化在不含碳酸盐的水里，通过鼻饲的方法给不方便通过口径服用药物的患者。所以服用药物之前，一定要先研读下说明哦。

（三）消化腺——将食物转化为营养的能工巧匠

正如洗衣服不仅要搅动，还要添加洗衣粉一样，胃肠道消化食物，光靠胃肠蠕动使食物来回翻滚的机械性消化是远远不够的，还要依靠一些帮手来进行化学性消化，这些帮手就是消化腺分泌的消化液，里面含有起关键作用的消化酶。这些消化液各显神通，有的可以将食物分解成细小的颗粒，这样更有利于胃肠吸收；还有的会通过化学作用使食物变性，成为人体可吸收的物质，这些消化腺分泌的消化酶可以使消化的速度提高成千上万倍。

胃肠道的化学性消化，按部位可以分为胃内消化和小肠内消化。胃从上到下可以分为几个部分，贲门腺，分泌黏液；往下有泌酸腺，主要分泌盐酸、胃蛋白酶原；在胃与小肠相连处有幽门腺，分泌碱性黏液。成年人每天通过胃腺分泌的胃液可达 1500~2000ml，是人体里最酸的液体。它能促进蛋白质分解，利于小肠的消化吸收。胃酸还可杀死一些进入人体胃部的细菌，所以，即使每天吃进数以万计的细菌也不会轻易得病。

小肠有两种腺体——十二指肠腺和肠腺，前者分泌碱性液体，可保护十二指肠免受胃酸侵蚀；后者分泌一种酶，有利于蛋白质消化。

肝脏是人体最大的消化腺，胆汁就是肝细胞分泌的，经胆管排入十二指肠，胆汁主要消化脂肪类物质。胰腺是仅次于肝脏的人体第二大消化腺，它有众多的腺泡，分泌胰液，胰液中含有消化酶，消化力最强，能帮助消化淀粉、脂肪和蛋白质，可以说几乎可以消化全部的食物成分。消化酶这么重要，如果缺乏会导致食物不完全分解，诱发消化不良。在我们药物里，有一类是消化酶制剂，可以治疗人体消化酶缺乏，现在常用的是复方的消化酶制剂。但在服用这些药物时，需注意不能和含有铝的制剂同服，不能用茶叶水送服。

综上所述，胃液含有胃蛋白酶，蛋白质的消化从胃开始，胰液中含有脂肪酶，脂肪的水解主要在小肠进行，消化腺每天分泌的消化液达 8.2L，正是靠他们，才把人体吃进去的食物转化成能量和营养，维持人们的日常生存。

（四）肠道菌群部落——兴衰与你密切相关

在我们的胃肠道里，居住着许许多多的细菌部落——双歧杆菌、乳杆菌、大肠杆菌、拟气杆菌、产气荚膜杆菌、梭菌、变形杆菌、葡萄球菌、链球菌等种类繁多、数目庞大。据统计，人类消化道里的活菌数量比人体细胞还要多 10 倍，大约有 400~500 多种。除细菌外，还会有些病毒、真菌等其他微生物。正常情况下，这些微生物的分布、种类、数量、比例会有一定的规律，与人和环境之间保持着动态平衡。

胃肠道中绝大多数细菌是对人体有益的，我们称之为“益生菌”，可帮我们消化乳糖、降解并排泄多余胆固醇；为我们的机体提供维生素 B_1、B_2、B_6、B_{12}，以及泛酸、烟酸、维生素 K 等；刺激我们的免疫器官发育，并促使其功能不断地演进、完善，有益人体健康。益生菌与我们的胃肠道黏膜共同筑成了一道生态屏障，抵御和抗击各种外来的病原微生物，但在某些特定的情况下，如严重疾病、营养不良、过度疲劳或外来刺激时，机体的抵抗力会下降，一些原本无害的细菌可能会乘虚而入，对机体造成伤害。这些细菌，我们称之为“有害菌”。 有害菌的数量一旦失控大量生长，就会引发多种疾病，产生致癌物等有害物质，或者影响免疫系统的功能。还有一种叫中性菌，顾名思义即具有双重作用的细菌，如大肠杆菌、肠球菌等，在正常情况下对健康有益，一旦增殖失控，或从肠道转移到身体其他部位，就可能引发许多问题。

但是肠道菌群也有克星，那便是抗菌药物，尤其是广谱抗菌药物对肠道菌群的打击可以说是非常致命的，它们没有能力辨别益生菌和有害菌，所以会将大部分不耐药的细菌杀死，而这也正是可怕之处。我们肠道中本身存在着少量的有害菌，它们之所以不能肆意妄为是因为大量益生菌的制约。当我们服用抗菌药物来治疗疾病的时候，大部分益生菌会被杀死，而部分有耐药性的有害菌则在肠道中存活下来，之后便开始大量繁殖，引起二次感染从而导致严重的消化系统疾病。

因此在使用抗菌药物前需再三斟酌，确认是否为细菌感染。使用时应严格按照规范确定疗程、剂量、给药频率。每次使用时均应搭配益生菌，最大限度降低耐药菌的选择性压力，避免对肠道菌群的破坏。人体的健康与肠道内的益生菌群结构息息相关。肠道菌群在长期的进化过程中，通过个体的适应和自然选择，菌群中不同种类之间，菌群与宿主之间，菌群、宿主与环境之间，始终处于动态平衡状态中，形成一个互相依存，互相制约的系统，因此，人体在正常情况下，菌群结构相对稳定，对宿主表现为不致病。

（五）奇妙的便便——肠道健康的晴雨表

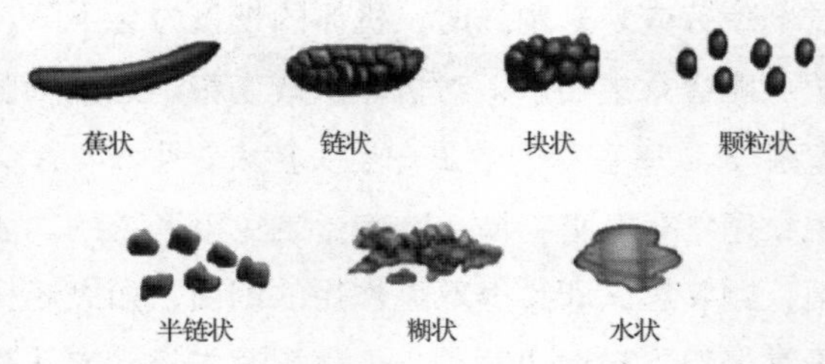

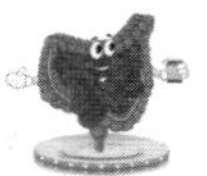

从大便的颜色、形状、气味可以大致分辨出肠道的好坏。

形　状

蕉状：如果每天排出这样的便便，恭喜！肠道很是健康。

块状：大便中水分含量很少，排便吃力，这是肠道运动衰弱的表现，经常排这种便一般预示肠内出现病变，如各种炎症，有时甚至是癌。

链状：排这种便说明体内水分缺乏，肠道运动不太舒畅，这样的大便很容易积累在肠内，形成宿便，成为各种疾病的根源。

半链状：大便中水分多，说明肠的吸收运动出现了问题，不能充分吸收水分，对营养物质也不能很好地吸收。

糊状：大便中水分明显增加，结肠吸收水分能力大幅下降，肠道已经存在病理性改变。

水状：这种大便是非常危险的信号，它通常是一些恶性疾病的征兆，肠道运动几乎停滞，食物和水被原封不动的排泄出来。

在大便中有时也会出现不速之客，如高血压患者降压用的硝苯地平控释片，具有独特的结构，此结构可以完全释放药物，但本身不被胃肠道破坏。服药后，药片中的非活性成分完整地通过胃肠道，并以不溶的外壳随粪便排出。所以，如果在大便中发现有吞服的完整药片时，不要惊讶，那只是个外壳而已。也正因为这个外壳的特殊性，这种控释片是不能掰开、咀嚼、压碎服用的哦！

颜　色

正常大便是黄色，有时候大便会呈现出异常的颜色，这通常是病变的表现。

黑色或褐色的大便是一种警示，必须特别注意，这有可能是胃或肠出血。这种状况是血液混入大便之中，在排泄出来之前，血液氧化而呈现黑色或褐色。

漆黑的大便有各式各样的类型，比如排出焦油状的大便，可能是患了胃溃疡、十二指肠溃疡甚至恶性肿瘤。

也有人排泄的大便，几乎不含有一般大便的成分，而是血液和黏液的混合，称之为粘血便。这种类型的大便有时会伴随剧烈的腹痛或呕吐等症状，此时可能是患有肠套叠、肠扭转、肠梗死等疾病。如果粘血便中混了脓，而且连续好几天，就要怀疑有可能患有大肠癌。便秘的人如果拉出漆黑的硬大便，也可能是大肠癌的征兆，这是大肠某处出血，长时间积存在肠内而使大便变成黑色所致。腹泻，不久就拉出粘血便，频繁上厕所，这有可能是患有痢疾。痢疾还会有下腹部疼痛、发烧的症状。

除了这些疾病导致的颜色改变外，在人食用了动物血制品、铁剂（补血的硫酸亚铁等）、铋剂（胃黏膜保护药枸橼酸铋钾等）、吸附解毒药药用炭时，也会导致大便颜色变黑；在食用红心火龙果、红色苋菜等有色蔬果时，会导致大便变成红色；如果服用了抗结核药利福平，也会使大便变红；抗酸剂（氢氧化铝等）则会使大便变白；抗凝剂华法林、非甾体抗炎药保泰松则会使大便变粉红色或红色，但需注意，华法林也会导致出血而引起黑便；大黄等蒽醌类泻药、止痛药吲哚美辛则会使大便变成黄色和绿色。

所以，在看到大便有异常颜色时，先不要惊慌，回想下自己有没有服用过上面这些药物或食物，及时咨询药师或医师。

气　味

大便气味的主要成分是吲哚、粪臭素、硫化氢、胺、乙酸、丁酸。其中吲哚和粪臭素是产生恶臭的根源，这是蛋白质被肠内坏细菌分解所形成的物质，换句话说，如果在饮食方面偏向欧美式，摄取高蛋白质时，大便就会变得很臭。

大便有时还会发出奇怪的气味，这往往是肠道发生病变的昭示，

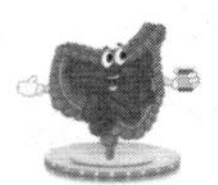

必须引起重视。

比如大便发出一股刺鼻的酸味，可能是肠内异常发酵（即所谓发酵性消化不良）引起的，此时，会腹泻，大便呈黄色。所以，颜色和气味都必须仔细观察。

此外，如果腹泻便有一股烧焦味，有可能是小肠机能减低引起的消化不良；带有腥味儿的焦油状大便，表示消化道有出血的状况，而且出血量相当多。

如果从水状、泥状的腹泻便中，产生肉或鱼的腐臭味，可能是大量的血液或黏液被分解而排出肠外的缘故。

人的年纪越大，肠道运动会越来越呆滞，越容易发生便秘等疾病，同时大便也越来越臭。人的老化是从肠道开始的，而排出臭便就是肠道老化和恶化的最有力的证据。

不要小看便便，从它的颜色、形状、气味能反映出肠道是否健康。

（六）臭屁难闻——肠道内的伪装者

大家知道，不论大人小孩，人人都要放屁。只要是屁，都是臭的，但有很臭和不太臭之分，有多、少之别。一般说，吃的越香（如肉类和油腻食物），放屁越臭；吃的清淡一些（如粗茶淡饭，蔬菜多的食物），屁的臭气就小一些。这是食物在肠道发酵不同的缘故。

每个人的肠道里，都寄居着数量甚为庞大的细菌群落。由于细菌的作用，肠道内的糖、蛋白质和脂肪，便会发酵和分解。在发生一系列化学变化的过程中，肠道中便会产生大量的氢气、二氧化碳、硫化氢和挥发性粪臭素等气体。这些气体在肠道里积蓄到一定数量时，便会刺激肠道蠕动，气体也就在蠕动波的推动下，排出体外。这就是放屁的来由。

如果一次食入的肉类或油炸类食物过多，消化酶分泌不足，大量蛋白、脂肪和糖在肠道里消化不了，就会被细菌所分解，这样就会造成屁多，而且特别臭。另外，以地瓜为主粮，每餐食用很多，地瓜里的粗纤维特别丰富，糖分也特别多，受到细菌的分解发酵，也会造成屁多。偶尔屁多，如果不是肝、胆、胰有病，仅仅是因食物因素造成的，可以不必管它，几天后就会恢复正常。其实，屁多固然不便，无屁也不一定就好。

屁多或屁少，与食物的品种、食入量以及肠胃的消化功能，有密切关系。有的人，偶尔屁多，是不足为怪的。一般来说，放屁过多，就说明这个人的消化功能有一点失调。放屁是令人尴尬的事，但屁却是人身体健康状况的一面镜子。

1. 无屁：没有屁放的人往往会有一些症状，如腹痛、腹胀、便秘、肠鸣音亢进或消失、气过水声等，还有可能会出现肠梗阻。此外，腹部手术者，其肠蠕动会出现反射性抑制，胃肠气体和液体滞积，也会出现无屁的情况。

2. 多屁：正常人每天要放 5~10 次屁，约排出 500ml 左右的气体。当屁量大大多于平时，则有可能会有消化不良、胃炎、消化性溃疡等胃部疾病以及肝、胆、胰疾病等。此外，也有可能是进食方面的原因，如进食过多的豆类、薯类与蛋白质类食物，或者习惯性吞咽动作过多而吸入较多的空气，此类情况均不属疾病范围，没有必要治疗；有些药物也会引起放屁增多：如糖尿病患者服用阿卡波糖咀嚼片，就会引起胃肠胀气和肠鸣音，出现放屁增多的现象。

3. 臭屁：若屁奇臭难闻，有可能是消化不良，或摄入过多的酸性食物所致；或由于消化道出血，血液滞积在肠腔内所致；也有可能是肠道内发生菌痢、阿米巴痢疾、溃疡性结肠炎、出血性小肠炎等炎症所致。此外，恶性肿瘤晚期，因癌肿组织糜烂，蛋白质腐败，

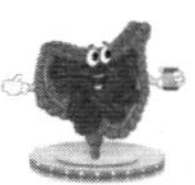

由于细菌的作用，放出的屁也会很臭。有时进食过多大蒜、洋葱和韭菜等有刺激性气味的食物也会使屁变臭，这不必担心。

可见，屁臭的程度不仅与所进食的食物、药物相关，也与人的身体健康状况密切相关，如胃肠的内压、肠内菌群及 pH 酸碱度、心理因素及机体器官、消化道功能等，故应时刻留意自己的“屁意”，以之为镜，体察自身的健康状况。

对于放屁很臭的问题，第一应该多食蔬菜和水果，既可以减少便秘的发生，也能增加短链脂肪酸的底物，减少肠道肿瘤的发生；第二，要做到均衡饮食，大鱼大肉只能满足口腹之欲，但是会加重肠道负担，给有害菌的滋生提供条件，增加胺类和硫化氢等物质的产生；第三，可以喝一些酸奶，既可以补充营养，又能调节肠道菌群。

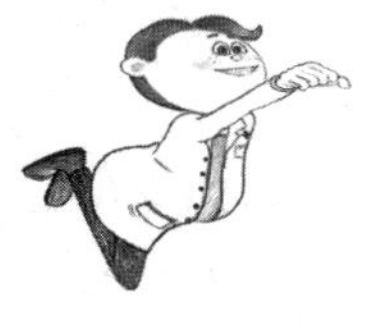

小药片的旅行心得

1. 胃肠道是由口腔、食管、胃、十二指肠、空肠、回肠、结直肠、肛门、肝脏、胆囊及胰腺构成的系统，各个器官相互关联、相互作用。

2. 胃肠道具有神奇而强大的功能，吞咽、消化、吸收、分泌、排泄，聚集营养维持人体生命代谢，排出毒素保证身体健康运转。

3. 胃肠道是口服药物发挥作用的根据地，所有口服药物，无论是水剂、药片、胶囊，还是各种中药丸剂，都需要在胃内崩解、肠内吸收，然后进入血液循环，去开始针对疾病的战斗。

第二章 常见胃肠道症状与用药

一、反酸的困顿

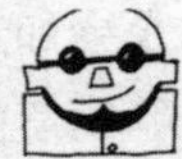

早上醒来嘴里酸酸的，打个嗝还有酸水冒到咙咙口，是不是昨晚吃饺子的时候醋吃多啦？

别瞎猜了，明显是反酸嘛，听听药师怎么说！

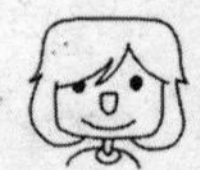

说起胃酸，很多人可能并不了解，那我们不妨来看一则“旧闻”：美国前总统奥巴马曾因受胃酸反流导致喉咙肿痛，罕见外出就医。歌手陈洁仪也被报道过因胃酸反流导致声带受伤，不能进行正常演出，还有著名歌手林俊杰被曝胃酸反流侵蚀声带，随时有做手术的风险。

“胃酸不会就是硫酸吧？”。但凡有过反酸经历的人都知道，一口酸水反到咽喉的时候，火辣辣的烧灼感，那真叫一个“酸爽”！

（一）小小胃酸作用大

胃酸来自我们的胃持续分泌的胃液。胃液中除了胃酸，还有胃蛋白酶、内因子等。它们在我们的体内分工合作，维持着胃的正常机能。胃酸实为 0.2%~0.4% 的盐酸，虽然浓度不高，但酸性很强，

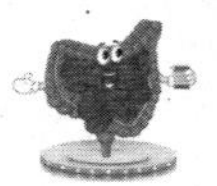

pH 酸碱度 0.9~1.5 左右。其发挥的作用也不小，消化食物主要靠它。胃酸能刺激人体分泌消化酶，激素以及神经递质，使食物的消化能顺利进行。还可以分解食物中的结缔组织，使肌纤维变成食糜，使蛋白质变性，易于消化，促进小肠从食糜中吸收人体需要的营养物质。同时还具有防御作用，可抑制和杀死随食物进入胃内的细菌、真菌、寄生虫等，防止细菌引起的感染。充足的胃酸能够维持机体的正常肠道菌群，绝大多数的细菌和真菌都无法在胃酸这种强烈的酸性环境中生存。

虽然胃酸在促进消化、抵御细菌方面发挥了卓越的作用，但不是越多越好。我们的胃是持续分泌胃酸的，有一定的昼夜节律，一般在我们入睡后几小时胃酸分泌达高峰，清晨醒来前分泌最少。但它也有闹情绪的时候，受了刺激会过度分泌，侵蚀胃黏膜，引起胃炎或溃疡。胃酸过多和溃疡的关系非常大，他们就像敌我两军对垒，一攻一守，敌进我退，溃疡形成；敌退我进，溃疡愈合，胃黏膜恢复正常。胃酸虽酸度强，但我们的胃壁可以不断自我更新，让胃酸帮助消化，同时自己又不能被消化。胃酸也会在体内乱窜，造成一系列危害：倒流入食管，对食管壁的反复刺激，导致食道受蚀出现溃损，胸骨后觉灼热疼痛；倒流入咽喉、气管等部位，刺激咽部、气管，从而出现咽部不适、异物感、慢性咳嗽等；进入贲门，可致贲门发炎溃损，关闭不全；侵及鼻腔，会引起鼻腔分泌物的增多。尤其在饭后、平躺等情况下，胃酸反流机会明显增加，这些症状也就更加明显。胃酸分泌也有累了不想工作的时候，这个时候我们就会出现腹胀、腹泻、消化不良，细菌入侵造成感染等异常情况。所以胃酸在我们体内供需平衡才是最佳状态。

（二）胃酸过多，饮食先调控

胃酸过多的人毋庸置疑可以适当多吃一些含碱性成分的食物，中和胃酸，尽量少吃或不吃高脂食物和甜食，因为这些食物会引起胃酸分泌增加。含碱性成分的食物如乳类、动物血、酱油、菠菜、油菜、卷心菜等新鲜蔬菜与水果；胃酸过多的人需少食含酸的食物，如豆类、花生、醋、油脂食品等，建议以面食为主，面食能稀释胃酸，其中的碱还能中和胃酸。豆浆、粥类也能稀释胃酸、保护胃黏膜。

胃酸过多还要避免摄入刺激胃酸分泌的食物：如辣椒、咖啡、芥末等；少喝酸性饮料；烟酒等，以防引起食管下端括约肌张力下降，尤其是烈性酒可使食管蠕动收缩的频率下降。

胃酸过多同时也要注意减少进食量。饱食容易导致食管下部括约肌松弛。进食应细嚼慢咽，少量多餐，晚餐尤其不宜饱食，睡前不宜进食。

（三）胃酸过多，如何用药

胃酸分泌过多，饮食调控不奏效，开始出现明显的胃内酸性内容物反流，刺激食管黏膜产生胸骨后的灼热感，出现反酸、烧心的症状，甚至引起胃食管反流病、胃溃疡、十二指肠溃疡等疾病。这个时候需要我们亮出药物的武器，才能战胜它。我们有两大主要“法器”：一是抗酸药，二是抑酸药，还有一些胃肠黏膜保护剂，它们有什么样的区别呢?

1. 化学中和——抗酸药

抗酸药主要是对症治疗，通常弱碱性的药物可以中和胃酸、降低胃蛋白酶的活性，从而发挥缓解疼痛和促进愈合的作用，但对胃

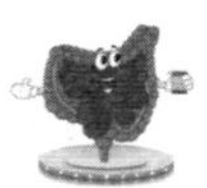

酸的分泌没有影响。此类药物不良反应较多，如便秘、肠梗阻，长期服用可引起低磷血症，导致骨软化、骨质疏松等。临床上较常用的抗酸药有：碳酸氢钠、氢氧化铝、铝碳酸镁等，一般作用较强，起效快而短暂。如碳酸氢钠与体内胃酸发生中和反应，缓解酸过多。氢氧化铝、铝碳酸镁等不仅能中和胃酸，生成的胶状氧化铝还能起到收敛止血、保护黏膜的作用。此类药物有不同的剂型，疗效也有差别，液体制剂（如凝胶、溶液）>粉剂>片剂。

2. 控制受体——抑酸药

抑酸药主要是对因治疗，能抑制胃酸的分泌，其本身不能直接中和胃酸。临床上较常用的有：组胺受体阻断剂（替丁类），通过作用于胃黏膜上的组胺受体从而抑制胃酸的分泌，使胃酸的分泌减少。如：西咪替丁、雷尼替丁、法莫替丁等。质子泵抑制剂（拉唑类）可以抑制氢离子从壁细胞内转运到胃腔中，减少胃酸分泌，从而起到治疗作用。如：奥美拉唑、雷贝拉唑等。抗酸药和抑酸药物作用比较：

本领大 PK——抗酸药（氢氧化铝）VS 抑酸药（替丁类和拉唑类）

PK 项目	胜 者
抗酸强度谁更强	抑酸药（替丁类和拉唑类）
起效时间谁更短	抗酸药
持续时间谁更长	抑酸药
不良反应谁更少	抑酸药

比赛结果：抑酸药（替丁类和拉唑类）3:1 大胜抗酸药（氢氧化铝），因此，抑酸药是治疗胃酸过多的首选药物。当然抗酸药也是不甘认输的，作为使用时间最早的对酸有作用的药物，抗酸药也在努力突破，比如我们前面讲的含铝制剂，可以通过中和反应在胃

内形成胶装保护膜，起到保护胃黏膜的作用，而且安全平和，不被血液吸收，没有肝肾毒性，这一点妥妥超过抑酸药物。

3. 偶尔露个脸—其他抑酸药

此外，抗胆碱能药物如哌仑西平、促胃泌素受体抑制剂丙谷胺、胃黏膜保护剂如米索前列醇等也具有抑制胃酸分泌的作用，临床不常用，不作首选。

（四）华山论剑——常用抑酸药物大比拼

正所谓强中更有强中手，一山更比一山高，抑酸药虽然总体强于抗酸药，但抑酸药内部也要分个高下。常用抑酸药按其作用机理不同，又分为替丁类与拉唑类。替丁类是组胺受体拮抗剂，包括雷尼替丁、法莫替丁、西咪替丁、尼扎替丁等，前两者比较常用。主要是拮抗分泌胃酸的组胺受体而抑制胃酸分泌。拉唑类是质子泵抑制剂，如奥美拉唑、兰索拉唑、泮托拉唑、雷贝拉唑、埃索美拉唑等。其作用机理是直接阻断胃酸分泌的最后步骤，使胃液中的酸含量大为减少。刚刚抑酸药物大胜抗酸药物，按这个比赛规则，让替丁类与拉唑类也来个组内竞赛吧。

本领大 PK——抑酸药（替丁类）VS 抑酸药（拉唑类）

PK 项目	胜　者
抑酸强度谁更强	拉唑类
起效时间谁更短	拉唑类
持续时间谁更长	拉唑类
不良反应谁更少	拉唑类

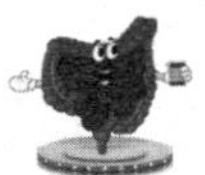

比赛结果，拉唑类完胜替丁类。既然优劣如此明显，那岂不是可以淘汰替丁类了，错了，替丁类自有其独门绝技。

1. 替丁类家族

替丁类药物最突出的作用是影响基础胃酸分泌，尤其可以抑制反映壁细胞活性的夜间胃酸分泌，从而减少拉唑类难以控制的夜间酸突破现象的发生。替丁类也可以抑制刺激性胃酸分泌，但是力度不够。此类药物在上市之后相当长的一段时间里一直成为抗酸的一线药物，一个重要的原因是安全性相对抗酸药氢氧化铝来说要高。此类药物的不良反应轻微，主要包括腹泻、头痛、困倦、便秘等。

常用组胺受体拮抗剂的比较

药 名	生物利用度（%）	有效血药浓度维持时间（h）	相对抑酸活力
西咪替丁	60~70	5	1.0
雷尼替丁	50~60	8~12	5.0
法莫替丁	43	12	40
尼扎替丁	90	8	5.0
罗扎替丁	85	8~12	6.0

备注：替丁类第 1 代到第 4 代，作用越来越强，不良反应越来越少且轻微，服用更加方便（次数减少），不足之处是后来上市的这些药物价格较高。

2. 拉唑类家族

我们再来看看组内竞赛的胜者拉唑类吧，与替丁类相比，安全性好，效果持续时间长。拉唑类也是个人丁兴旺的大家族，那么谁是这个家族的最优秀代表呢，来场最终决赛吧！

本领大 PK——拉唑类抑酸药

PK 项目	胜 者
抑酸强度谁更强	艾司奥美拉唑
起效时间谁更短	雷贝拉唑
持续时间谁更长	雷贝拉唑
不良反应谁更少	雷贝拉唑
给药方式更方便	奥美拉唑
受其他药物影响小	雷贝拉唑
受进食影响最小	雷贝拉唑、泮托拉唑

最终决赛很激烈，我们还增加了比赛项目，各个拉唑各有优势，但总体来讲，最厉害的是雷贝拉唑。

其实拉唑类也是逐渐发展的，奥美拉唑是这类药物的大哥，抑酸界的重要江湖地位也是由它争来并迅速上升的。奥美拉唑可使溃疡病患者的基础胃酸分泌及由组胺、胃泌素刺激引起的胃酸分泌均受到明显抑制，抑酸作用强。上市后很长一段时间，人们都是用抑酸作用强大而持久来形容它，可见它的过人之处。

雷贝拉唑是拉唑类发展到第三代的优秀代表，研究显示，雷贝拉唑体外抗幽门螺杆菌作用更为强大，在缓解症状、促进黏膜损害等方面，具有高效、速效、安全等特点，口服吸收迅速，与其他药物相互作用少。

拉唑类虽强，但使用时，对怀疑患有恶性肿瘤伴发胃溃疡患者必须排除恶性病变后再用。因为拉唑类药长期应用，由于强烈抑制胃酸分泌，可导致胃内细菌过度生长，亚硝酸类物质数量增加有诱发癌变的可能性。若有癌变，应将替丁类药物作为维持治疗的首选药物。

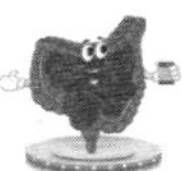

（五）抗酸药、抑酸药别乱吃

65 岁的刘阿婆是位几十年的老胃病患者了，病情总是反反复复，心中也是焦急万分。有一次遇到多年不见的老同学听说刘阿婆胃不舒服，就推荐她服用碳酸氢钠片，说自己的胃就是碳酸氢钠片吃好的，效果好又便宜。刘阿婆第二天就急匆匆地赶到医院要配碳酸氢钠片，细心的医生翻看了刘阿婆的病史，认为刘阿婆得的是萎缩性胃炎伴糜烂，且不存在胃酸过多症状，不可以吃碳酸氢钠。刘阿婆纳闷了，为啥人家吃的效果好，医生却不肯配给我呢?

胃病包括很多种，消化性溃疡、慢性浅表性胃炎伴糜烂、功能性消化不良的上腹痛综合征等，每个人的主诉和病情并不完全相同。同一种药并不适宜所有的病人，正所谓甲之蜜糖、乙之砒霜。并不是所有的胃病都能吃抗酸药或抑酸药。只有胃酸过多的时候才可使用抗酸药或抑酸药。有一些胃病就不宜用抗酸药或抑酸药治疗，如萎缩性胃炎，因为其胃黏膜分泌胃酸的腺体被破坏，胃酸分泌减少或缺失，患者会出现消化不良、贫血和消瘦等症状。若再使用抗酸药或抑酸药，胃酸会更少，自然会加重病情。而且像刘阿婆胃部糜烂比较重，服用能产气的碳酸氢钠片，产生的大量气体有导致胃穿孔的可能。刘阿婆听了医生的解释吃了一惊，没有想到乱用药的后果这么严重。

（六）抗酸药和抑酸药怎么吃才最有效

抗酸药：餐后1小时和睡觉前服用。空腹时服药，药物会很快从体内排出，起不到中和胃酸的作用。进食后，因食物本身可以中和胃酸，胃内 pH 酸碱度会在短时间内上升，所以餐后立即服药意义不大。但进餐后食物会刺激胃酸的分泌，一般在餐后 1 小时胃酸分泌明显增多，此时胃的排空速度最慢，胃内 pH 酸碱度开始迅速下降，抗酸药如在这时服用，可发挥药物最大中和胃酸能力。如果服药效果不明显，可加服一次药，但不可增加每次服药的剂量，比如饭后 1 小时和 3 小时各服 1 次，睡前再加服 1 次。

替丁类抑酸药：根据胃酸分泌早上低而夜间高的节律性给药。组胺受体拮抗药雷尼替丁睡前用药可以有效降低夜间及第二天的胃酸分泌。临睡前 1 次用药的治疗效果高于同等剂量分 2 次服药的治疗效果。

拉唑类抑酸药：起床后、早餐前半小时。吃饭后，胃内食物充盈，会减少拉唑类药物的吸收。

胃黏膜保护剂：两餐之间或睡前服用。影响胃黏膜保护类药物疗效的关键在于胃内药物的浓度，以及药物与胃黏膜接触的时间。如果胃里有食物，会降低药物浓度，减弱药效；另一方面，食物能放慢胃排空药物的速度，延长药物与胃黏膜的接触时间，因此在两餐之间或睡前服用效果最佳。

抗酸药与抑酸药不能同时服用，因为抗酸药会减少抑酸药的吸收。

不论是抗酸药，还是抑酸药，若需要与胃黏膜保护剂同服，需错开 1 小时左右。因为胃黏膜保护剂类药物需要在酸性环境下才能形成保护膜。

胃动力药不能与抗酸药同时服用，抗酸药需要在胃里停留足够时间，而胃动力药的促进胃蠕动作用会缩短抗酸药在胃里停留的时间。

若长期服用抗酸药或抑酸药，会产生一定的危害，如影响营养物质钙和铁及维生素 B_{12} 的吸收，增加胃肠道、呼吸道感染的风险，

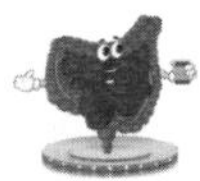

增加患胃息肉、结直肠癌、萎缩性胃炎的风险，心脏安全性方面也有一定的争议。所以，服药期间应加强对骨质疏松的检查和预防。若患者病情需要持续服用抗酸药，应该选用最小有效剂量治疗，并且每服用两年到医院检查骨密度，这样可以降低骨质疏松、骨折的危险；同时最好预防性地口服钙剂及维生素 D，适当进行户外活动及晒太阳。已有骨质疏松的患者，应避免长期使用抗酸药。

（七）为何我多吃甜食就反酸?

王小姐是位白领，也是一个地地道道的甜食控，对甜品情有独钟，可是最近王小姐心情有点郁闷，为啥一吃甜食胃里面就有酸水反上来，好不难受。其实有很多像王小姐这样的甜食控吃了甜食容易反酸，为什么呢?

胃酸实为盐酸（HCl），其中氢离子来源于水分子，水分子在能量的作用下解离成氢离子和氢氧根离子；氯离子来源于血液，氢氧根离子与来自血液的二氧化碳生成碳酸氢根离子。氯离子与氢离子生成盐酸，即胃酸。当甜食（以蔗糖为例）经食道进入胃内，胃酸为蔗糖的水解提供了良好的酸性环境，蔗糖在胃内与水分子在胃酸（和酶）的作用下发生了酸性催化水解反应。诱发水进一步离解，产生新的氢离子，与此同时又产生等数目的碳酸氢根离子，氢离子仅为一种催化酸，在蔗糖水解反应前后无损耗。过剩的氢离子与碳酸氢根离子产生中和反应，会产生二氧化碳气体，使胃内气压升高，胃液上翻，刺激食道黏膜，可产生“烧心”的感觉，即我们常说的“胃酸”现象。虽然甜食日常生活中必不可缺，但应限制进食量以减轻胃部消化负担。

（八）胃酸反流，饭后嚼口香糖能缓解?

公司小王每天饭后迫不及待嚼着口香糖，小李开玩笑说：“又不去约会，干吗嚼这么起劲？”小王说：“这你就不知道了吧，饭后嚼口香糖能缓解胃酸反流，减轻胃食管反流病！”饭后嚼口香糖真能缓解胃酸反流症状吗?

能，而且这是有科学依据的!

为什么饭后嚼口香糖能缓解胃酸反流的症状呢? 因为咀嚼属人体生理的刺激，嚼口香糖能锻炼咀嚼肌，增强这种生理刺激，这种生理的刺激与进食时的刺激相像，增强这种刺激有利缓解胃病患者消化功能减退导致的胃酸分泌减少。另外，嚼口香糖，可促进唾液分泌，增加吞咽次数，使更多唾液被吞咽后冲掉了进入食管的胃液，同时刺激了食管肌肉收缩，促进胃肠蠕动。但要注意，这种方法只可在饭后用，并且尽量避免长时间咀嚼口香糖。如空腹状态下长时间咀嚼口香糖，反而会反射性地刺激胃酸分泌，导致恶心、食欲不振、反酸等不适，长期如此还可能引发胃溃疡和胃炎等疾病。

当然，胃酸反流患者并不是仅靠饭后嚼口香糖就能治愈，需要正规治疗，同时还要保证健康的生活方式。饮食上，少量多餐，不要暴饮暴食，让胃酸处于等待处理消化食物状态，慢慢吃可以给胃酸充足的时间消化；少吃辛辣刺激性食物和红薯、韭菜、黏食等刺激胃酸过多分泌的食物；避免过度紧张、劳累，戒烟戒酒，适量运动；避免饱食后立即平躺。

（九）苏打水可以防治反酸吗?

吴先生是位孝顺儿子，眼看夏天要到了，听人家介绍说，苏打

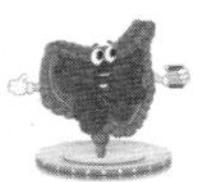

水能防治反酸症状，毫不犹豫就给家里有老胃病的老爸订购了几大箱的苏打水，还是国外品牌，表表孝心。吴先生买的苏打水究竟能不能防治胃酸呢?

在国内，人们将在饮用水中添加天然苏打水或碳酸氢钠的水称作苏打水，意为碱性或弱碱性水。天然苏打水的 pH 酸碱度是 9.0，属于碱性水；苏打水饮料的 pH 酸碱度为 7.6 左右，为弱碱性水；而在国外，苏打水被定义为“带气泡的水”，也就是添加了二氧化碳气体的水，pH 酸碱度为 5.1 左右，为酸性水，所以苏打汽水并不会中和人体胃酸。虽然国内外对于苏打水的称呼一样，但成分却有所不同，所以购买时一定要分清楚。那么，天然苏打水和苏打水饮料这两种碱性水是不是就可以治胃酸多呢? 医生表示，pH 酸碱度大于7.0的碱性水是可以起到中和胃酸的作用的,但如果真的胃酸很多,光喝碱性水也不能起到很好的治疗效果，还是要用对症的药物。

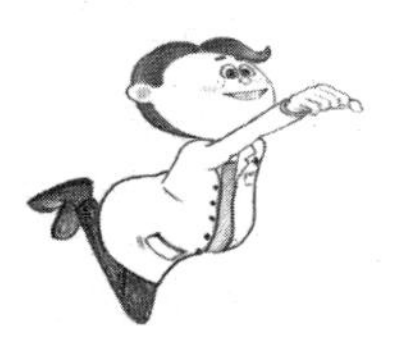

药师给你提个醒

1. 胃酸很有用，千万别小看。

2. 胃酸增多很常见，发生不要急，找出原因是正道。

3. 抗酸药、抑酸药都是针对胃酸的好药，还有胃黏膜保护剂，也可以减少反酸的症状，但是对付胃酸别乱用药，咨询医生、药师，做到心里有数。

二、便秘的忧伤

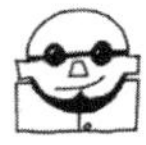

老李，怎么啦，一点没精神的样子

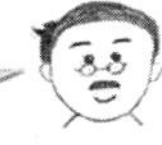

别提了，三天没大便了，今天使了点劲，血都拉出来了

（一）便秘：一言难尽的痛

了解便秘之前，我们来看一则暖心的故事：一个英国人，有天突然发现自己养的金鱼 George 有点不对劲，于是带着它去看兽医。结果兽医断定，要想治疗这只金鱼，必须及时进行外科手术，清除体内淤积的大便，否则金鱼体内会集聚越来越多的毒素，那时金鱼难逃一死。于是金鱼的主人花了 300 英镑（将近 3000 人民币）的手术费把金鱼从死亡线上拉回来了。金鱼也便秘?

鱼尚如此，那我们人类如果发生了便秘，会怎样呢?

我相信每个人的生活中都会或多或少经历过便秘的痛。肚子胀成球，却几天拉不出，食欲也跟着减退，心情也受影响，怎么也没想到从来登不得大雅之堂的“拉屎”竟然成了一言难尽的痛。便秘是比较常见的一种病症，其症状特点是排便次数明显减少，每 2–3 天或更长时间一次，无规律，粪质干硬，常伴有排便困难的病理现象。部分患者还伴有失眠、烦躁、多梦、抑郁、焦虑等精神心理障碍。可分为急性便秘和慢性便秘两类，一般超过 6 个月即为慢性便秘。

由于便秘是一种较为普遍的症状，症状轻重不一，大部分人常常不去理会，认为便秘不是病，不用治疗，但实际上便秘的危害很大：影响美容、致肥胖、产生体臭、恶心厌食、并发疾病（肛肠病，如痔疮、肛裂、直肠脱垂和结肠憩室），再严重点来讲可能诱发癌症、造成猝死等。便秘的“报警”征象包括便血、贫血、消瘦、发热、黑便、腹痛和肿瘤家族史等等。如果出现报警征象应马上去医院就诊，作进一步检查。

造成便秘的原因也有很多，主要是随着生活条件的改善，很多人生活习惯和饮食习惯都开始变得十分杂乱，这些杂乱都会导致便秘问题的出现。还有年老体弱以及久卧病床的人，由于协助排便的

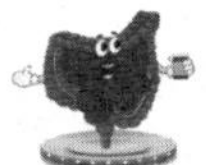

肌肉力量减弱，也会造成排便困难。还有一些病理性的改变，如肠道病变、神经系统病变、内分泌紊乱、代谢性疾病，也会导致便秘。有一些药物，如阿片类药物、抗抑郁药、铁剂、抗胆碱类药物，长期服用泻药一旦停药，也可能使得便秘发作的更加严重。

（二）便秘的一般治疗

如果你有便秘的情况，请首先排除：肠管器质性病变如肿瘤、炎症及其他原因引起的肠腔狭窄或梗阻；药物性因素：铝抗酸剂、铁剂、阿片类、抗抑郁药、抗帕金森氏病药、钙通道拮抗剂、利尿剂及抗组胺药等；神经病变：糖尿病肠病、甲状腺功能低下、甲状旁腺疾病、中枢性脑部疾患；排除结肠神经肌肉病变、假性肠梗阻、先天性巨结肠、巨直肠等。再从以下方面改善：

1. 首先要养成良好的排便习惯，建立定时大便的规律，并不轻易打破规律。早饭前后排便是最佳时间，符合人体的生理规律。不要人为控制排便感，当有便意时立即去厕所排便。在排便时抓紧时间，不要在厕所看手机、抽烟、思考问题。

2. 加强定时排便锻炼，养成良好的排便习惯，增强排便肌肉的协调性，促进结肠内容物通过和排便。早餐后无论有无便意，都应用力作排便动作，应将双手压在腹部，作咳嗽动作，以增强腹压，促进排便。反复多次，持续时间一般较平时排便时间长 5min 左右。以后再坚持在固定时间内排便，养成良好的排便习惯。

3. 改善饮食习惯，多吃富含纤维素的食物，如新鲜蔬果，多喝开水，适当吃一些润肠通便的食物如蜂蜜、芝麻等，适当进食含 B 族维生素的食物如豆类、粗粮，促进肠道运动，忌烈酒、浓茶、咖啡、辣椒等刺激性食物，少吃荤腥厚味的食物。

4. 学会自我调节情绪，精神放松，疏解压力。

5. 运动疗法，加强运动锻炼，着重练习腹肌和腰部动荡的动作。

6. 大肠水疗法，清洁灌肠，让残渣和毒素排出，改善大肠壁肌肉和黏膜的健康状态，降低毒素排泄物的吸收。

（三）解放便秘的“药”林高手

当发生便秘，通过改善合理的膳食结构，建立正确的排便习惯，调整精神心理状态，加强运动锻炼等仍不能有效改善时，需要考虑药物治疗。

目前临床中治疗便秘的药物很多，根据其原理可分为：容积性泻药、刺激性泻药、润滑性泻药、渗透性缓泻药、肠动力药。

1. 容积性泻药

代表药物：小麦纤维素。

此类药物不被肠道吸收而又溶于水，能在肠道内吸收大量水分，使大便容积增加，肠蠕动加快，起到导泻作用。此类药物用于腹泻、便秘交替出现或体弱多病的便秘患者，但它不能增加结肠张力，不宜用于慢传输型病人。

2. 刺激性泻药

代表药物有比沙可啶、大黄、蓖麻油、番泻叶。

此类药物本身或其代谢产物能刺激肠道使蠕动增加，作用快，效力强。用于大便嵌顿和需要迅速排便者，此类药物因为可刺激肠道黏膜和肠壁神经丛，引起大肠肌无力，有形成药物依赖性可能，故不宜长期应用。未按医嘱长期、大量服用刺激性泻药，会使肠道细胞在长期的刺激下发生变化，最终结肠表面出现黑斑，进一步加重则黑斑成片，最后在结肠镜下可见整个结肠变黑，会增加肿瘤的

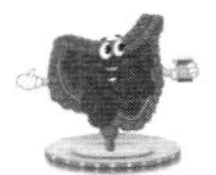

发病率。

3. 润滑性泻药

代表药物有开塞露、液体石蜡。

润滑性泻药又称大便软化剂，它们能润滑肠壁、软化大便，适合于有便而排出困难或大便干燥者，如年老体弱、伴有高血压、心力衰竭、动脉瘤以及痔疮、疝气、肛瘘等便秘患者。这类药物只能应急用，对急性便秘能起到良好的效果；但对于慢性传输型便秘，效果并不好。此外，液体石蜡长期口服使用，可以引起脂溶性维生素吸收不良。

4. 渗透性缓泻药

代表药物有乳果糖、聚乙二醇。

此类药物服用后不被人体吸收，通过细菌分解后释放有机酸，提高结肠内渗透压，阻止水分吸收，使肠内容积增大，刺激肠壁引起蠕动增加而排便。

5. 肠动力药

代表药物有莫沙必利、伊托必利。

此类药物通过加强肠肌张力，促进小肠和大肠的运转来发挥作用。用于慢性便秘的长期治疗，但常需与其他药物联合使用。另外，5-HT4 受体激动剂替加色罗对便秘型的肠易激综合征有一定疗效，特别适用于已用过渗透性泻药和肠用纤维素仍无效的患者。但心血管疾病患者使用该药时，应在医生指导下用药，以免发生危险。

（四）便秘用药需谨慎

便秘治疗药物种类多，选用的时候不仅要考虑药物的特点，还要结合使用者的特点和需求，对症、对人下药，切不可乱用。

有过敏病史患者——在使用容积性泻药时应观察患者有无过敏反应，因为这类药物可能含有小麦麸质，对小麦过敏的人可能对这类药物过敏，所以哮喘患者需要谨慎使用。

慢性便秘患者——刺激性泻药依赖刺激肠壁，产生结肠蠕动，缓解便秘，由于刺激肠壁可引起水泻和腹痛，不能作为治疗慢性便秘的常用药物，应慎用于孕妇，禁用于急腹症患者。

减肥心切人员——刺激性泻药如酚酞片、番泻叶、芦荟胶囊、通便灵等，一般服用后会很快通便，因而成为很多人治疗便秘甚至减肥的首选药物。但长期服用此类药物会损伤肠道的末梢神经，干扰肠道正常活动规律，破坏人体自主排便功能，并慢慢形成药物依赖。临床中经常遇到靠吃泻药通便的便秘患者，从一次一片到一次两片，慢慢地发展成五片、八片都是家常便饭，身体也随之出现了一些急性药物反应，便秘症状反而加重。其实，此类药物只能偶尔吃，不适合长期服用。

因此，对于便秘患者，一般都是推荐改变饮食、加强运动，配以渗透性、容积性泻药改善症状。饮食方面，主张吃一些水果、蔬菜等有一定体积，且热量低的食物，从而帮助排便。养成良好的排便习惯也非常重要，如早晨起床后有意识地进行排便。除了饮食所致大便干燥、肠动力不足，引起便秘外，很多年轻人存在一些精神压力性便秘。精神过于紧张时就发生便秘，一放松可能就可以排便了。在难治性便秘中约 1/3 患者含有精神因素，诊治过程中需注意疏导工作。

综上所述，要彻底治疗便秘，不仅要分清便秘类型，综合分析病因，合理选择治疗药物，还要从生活方式入手，养成良好的生活习惯，定时排便，适度运动，多吃一些富含植物纤维的食物，调整心理状态，辅以心理治疗，可逐步恢复生理性排便。

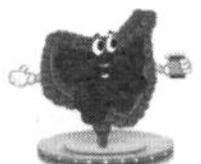

（五）“潜力股”比沙可啶

比沙可啶于 1952 年上市，属于刺激性泻药，通过促进大肠内的水分聚集和刺激肠道神经以增加肠道蠕动，达到帮助粪便排出的目的。用药剂量小、起效快，疗效显著，用药后对心、肺、肝、肾、造血系统、免疫系统无不良影响，且价格便宜，被多个国家广泛使用。它既可用于环境改变、食物改变或长期卧床等因素所引起的便秘，也经常用于手术前、生产前以及直肠镜检查前的清肠准备。比沙可啶联合电解质液使患者的依从性更好，而且恶心、呕吐、腹胀的副作用更少。

随着研究的不断深入，发现比沙可啶在人结肠测压中有一定作用，可引发高振幅推进性收缩，帮助我们了解慢性传输性便秘的亚型，从而进行合适的外科干预。也有研究证实，比沙可啶是唯一以强有力和具体的方式抑制静止状态胶质母细胞瘤干细胞样细胞的生存，所以，该药可能是一种潜在的新型抗肿瘤制剂，可联合经典化疗物治疗肿瘤。

比沙可啶也可以治疗孕妇及产后便秘，还用于排除肠道毒物或服用驱虫药后排出虫体和药物，因此，比沙可啶在便秘的治疗中具有一定潜力，随着对其应用的不断研究，希望能够挖掘出更多的亮点。

（六）番泻叶不是你想用就能用

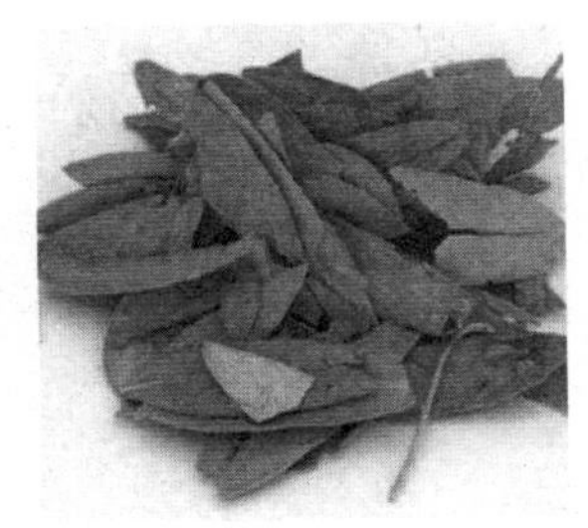

许多人认为中草药就是无毒无害的，因此，不少人自购天然药物番泻叶治疗便秘或减肥。按中医理论来讲，番泻叶是一种常见的泻下药，主治热结便秘，积滞腹胀。

有的医院常把它作为肠道检查前的清肠剂，或用来为部分急性便秘病人解除便秘之苦。然而，近年来有关番泻叶的不良反应屡屡出现。

1. 胃肠系统的毒副作用：番泻叶中所含的番泻甙能抑制大肠对水分的吸收，使肠内容物急剧增加，同时还能增加大肠的张力，引起腹痛、恶心、呕吐等，严重者可诱发上消化道出血，表现为上腹疼痛、呕吐咖啡样液体或出现柏油样便。因此，有胃溃疡或有消化道出血病史者，不能用番泻叶。

2. 可导致低血压。老年患者服用番泻叶后可出现头痛及频繁呕吐，血压剧升或剧降，严重者甚至休克。目前临床上已经出现服用番泻叶诱发低血压的病例报道，应引起重视。

3. 可致成瘾性。有好多患者在开始使用番泻叶时，较小剂量即可立竿见影，然而随着使用时间的增长，常常需要增加剂量才能见效，且停用番泻叶后不仅便秘更为严重，还会出现戒断症状，表现为心烦失眠，焦虑不安，全身不适甚至感到疼痛。

4. 导致月经失调。女性在月经期或妊娠期服用番泻叶还易诱发月经过多或宫腔出血，即使在非月经期长期大量服用也可诱发月经失调。番泻叶的泻下成分还可通过乳汁引起小儿腹泻。

实际上，番泻叶只适合于治疗热结便秘，这类患者常表现为胃肠积热、口干口臭、喜冷怕热、大便干结难解、舌红苔黄等。年老体弱、脾胃虚寒、久病体弱者即使发生了便秘，也应禁用或慎用番泻叶。此外，番泻叶治标不治本，只适合于急性便秘，不适合于慢性、习惯性便秘，且番泻叶不能长期大量服用，应在有效剂量 3~6g 内短期服用。

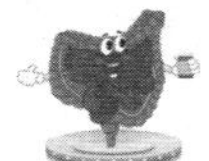

（七）阿片类药物导致的便秘如何缓解

随着“癌症三阶梯止痛”原则被国内广泛接受，以及医务工作者对癌痛治疗认识的深入，阿片类药物的应用逐渐增多，且取得了较好的效果。然而，阿片类药物的不良反应随之显现，尤其是阿片类镇痛药相关性便秘是影响癌痛患者用药依从性的一个重要因素。阿片类药物导致的便秘如何缓解是亟待解决的问题。

治疗便秘的总原则是综合治疗，包括推荐合理的膳食结构，建立正确的排便习惯，调整患者的精神心理状态以及正确使用通便药物和辅助治疗，常规给予缓泻药预防阿片类相关性便秘。

1. 药物治疗

药物类型	药物属性	代表药物	注意事项
泻　药	容积性泻药	欧车前，麦麸、甲基纤维素等	轻症治疗，注意补充足够液体，有粪便嵌顿、肠梗阻者慎用
	渗透性泻药	乳果糖、聚乙二醇、硫酸镁等	轻中度便秘。较安全，硫酸镁等注意电解质紊乱，老年人、肾功能不全者慎用
	刺激性泻药	比沙可啶、酚酞、大黄、番泻叶、蓖麻油等	适用于急性期，影响水、电解质、维生素吸收，不建议长期使用
	润滑性泻药	液体石蜡、甘油等	适用于年老体弱、伴有高血压、心功能不全等排便费力患者。
促动力剂		莫沙必利、多潘立酮、伊托必利等	促进肠道蠕动，应与泻药同用，起到辅助排便作用
促分泌药		鲁比前列酮、利那洛肽	刺激肠液分泌，利于粪便排出，国内未上市
微生态制剂		乳酸杆菌、双歧杆菌等	纠正肠道菌群失调，改善体内微生态，与泻药同用，辅助排便

药物类型	药物属性	代表药物	注意事项
阿片受体拮抗剂		甲基纳曲酮、爱维莫潘等	临床应用数据不多
中　药		麻仁丸、中药汤剂等	作用温和，泻药的有利补充

2. 非药物治疗

调整生活方式，建立良好的饮食习惯及排便习惯。精神心理的疏导，采用生物反馈治疗或骶神经刺激治疗、结肠水疗、中医针灸、按摩推拿，顽固的可采用手术治疗的方法。

阿片类药物导致的便秘是癌症患者长期使用阿片类药物治疗的最常见的不良反应，临床医师在详细了解病史、症状特点的基础上，根据患者的具体情况，为其制定个体化治疗方案。最新治疗指南建议预防性给予缓泻药，且若便秘未能缓解，可随后或额外加用其他缓泻剂，仍未能缓解便秘，建议对于癌症患者应用阿片受体拮抗剂治疗。

三、恼人的腹胀

中午同事结婚喝喜酒，吃的太撑了，
肚子好胀

我也有点胀，我们回公司休息吧

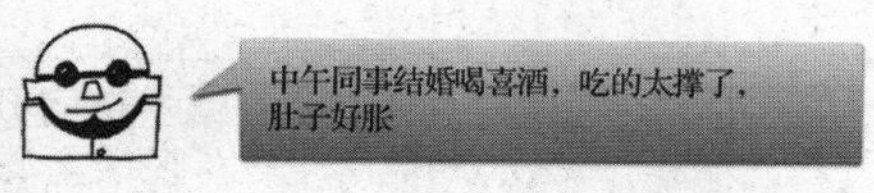

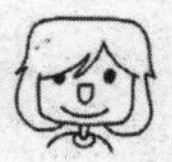

魏先生与魏太太中午在办公桌上趴着小憩了一会，醒来觉得肚子里有胀气，很难受。

第二天，魏先生出差，需要坐 5 个小时的长途汽车，车内没法走动，到达目的地，魏先生觉得肚子特别胀。

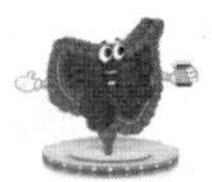

从这两位的对话中，我们发现“腹胀”常常发生。其实，这恼人的腹胀，每个人都经历过，有很多时候，腹胀是人的主观感觉，也有时候，可以为客观检查所见。有些腹胀会自行消除，但有些却反反复复。现在就让药师带你了解腹胀的“来龙去脉”，摸清情况，对症下药!

（一）消化道中气体的来龙去脉

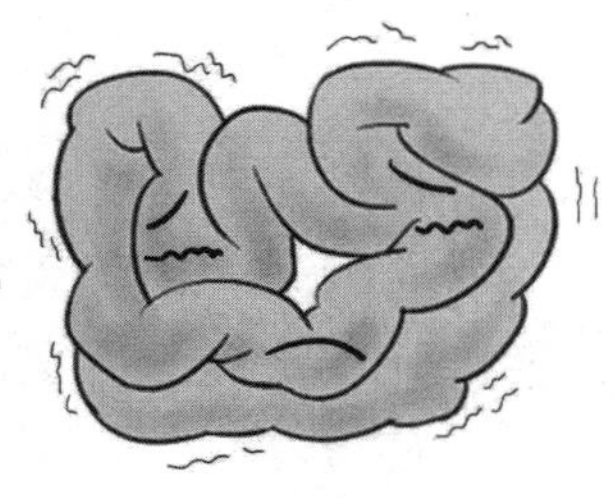

食物在通过胃肠道，进行消化的过程中都会产生气体这种副产品，你可能不知道，一个人平均每天约有14次肛门排气，也就是我们俗称的“屁”，其总体积大约为500ml，你一定会觉得惊讶，我们一天要放这么多“屁”。没错，我们的消化道里会产生很多气体，而通过肛门排出的气体还只是一小部分，大部分则是通过肠壁血管吸收后，由肺部呼吸排出体外，有实验证明，肺部排出气体的量大约为肛门排出量的20倍。

那么，这么多气体，是从哪里来的呢？它的来源主要有三部分：

1. 当你滔滔不绝地讲话时，当你津津有味地咀嚼食物时，空气就伴随着进入了我们的胃内，大约每吞咽一次有2~3ml气体进入胃内。

2. 食物发酵：正常情况下，食物在胃里并不发酵，因为胃里的盐酸抑制细菌的生长，但是当胃酸分泌减少，食物滞留在胃里，就会引起发酵产生气体。而大部分发酵，是在回肠下段和升结肠部位，大量的肠内细菌将食物残渣发酵，从而产生气体。

3. 从血液中弥散到肠腔里来的二氧化碳和氧气。

这些气体经过正常的吸收和排泄，剩余的量一般不大，并不产生腹胀的症状，正常人的胃肠道积气总量不超过150ml。如果产生与排出的平衡被打破，引起大量的气体聚积在体内，就会产生腹胀。

（二）腹胀不是大病?

虽然腹胀常见，但千万不要掉以轻心哦，引起腹胀的疾病种类还是很多的，药师带你走出误区。

你知道哪些原因（疾病）会引起腹胀吗?

气体产生增多：

胃部疾病如：慢性胃炎、消化性溃疡、幽门梗阻、胃下垂、胃扩张等都会导致胃内食物排空延迟，出现上腹饱胀的症状，同时因停留时间延长或胃酸缺乏会导致食物在胃内发酵产生气体。

肠道疾病如小肠乳糖酶缺乏，喝牛奶、羊奶等乳制品后，乳糖吸收障碍，这时，肠内的细菌乘机将其利用，产生大量气体，引起腹胀，也就是我们常说的乳糖不耐受。

胆道疾病如胆囊炎或胆石症，除了引起难以忍受的胆绞痛外，也会引起上腹部饱闷不适、腹胀等症状。这是因为，胆囊在发炎或有结石时，能使胃和十二指肠球部受到刺激处于痉挛状态，影响食物的排空；同时胆结石还会阻碍胆汁的排出，影响食物消化，使食物消化不良而产生过多气体。

胰腺疾病如急性胰腺炎因伴有剧烈的腹痛，会刺激腹膜抑制胃肠运动，产生急性腹胀；慢性胰腺炎则因胰液分泌不足，使得蛋白质、脂肪、碳水化合物等消化不良而引起腹胀。

气体排出障碍：

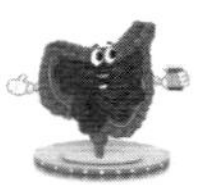

肠道在气体的吸收和排泄中发挥着巨大的作用，当肠壁血液循环发生障碍、肠道通路阻塞时，便会引起高度气胀。比如，肠梗阻、肠易激综合征、溃疡性结肠炎、肠结核、肠道肿瘤等。另外，习惯性便秘也是引起腹胀的原因之一。

其他原因：

肝硬化病人出现腹水时，腹腔里充满了液体，肚子看起来鼓鼓的，当然这是另外一种形式的腹胀，但并不是由气体引起。

妊娠的妇女，由于孕激素的产生，会使胃肠道平滑肌松弛、蠕动无力，食物滞留，形成饱胀感，这是正常的生理现象。

上了年纪的人，因为脂肪代谢改变，容易堆积于腹部，形成腹脂，肚子看起来鼓鼓胀胀的。

肠道寄生虫病，也会引起上腹部绞痛、腹胀、消化不良等症状。

（三）轻松搞定日常腹胀

生活中有些常见的腹胀不需用药，比如本节开头的那对夫妇，改变一些生活习惯或者进行按摩就能缓解恼人的腹胀：

1. 尽量减少胃肠道积气：腹胀患者少咀嚼口香糖，少喝碳酸型饮料；乳糖不耐受的患者，尽量不喝牛、羊奶及其乳制品，可以改喝酸奶、去乳糖营养粉或加用乳糖酶抑制剂；避免食用易产气的食物如豆类，另外含有硫的十字花科植物如花茎甘蓝、卷心菜、花椰菜、洋葱、豌豆、萝卜等也会引起胀气。

2. 腹部热敷与按摩排出积气：在腹部涂抹一些芳香性的药物（祛风油、松节油等），并用手掌在腹部脐周做同心圆形的按摩，顺时针和逆时针方向各 20 次，每日做 2~3 次。

（四）说说经典的“吗丁啉”

吗丁啉，真名（通用名）叫做多潘立酮片，它在广大群众的心中可是最经典的腹胀用药，这一方面归功于吗丁啉的广告形象升入人心，另一方面也归功于它实实在在的效果。

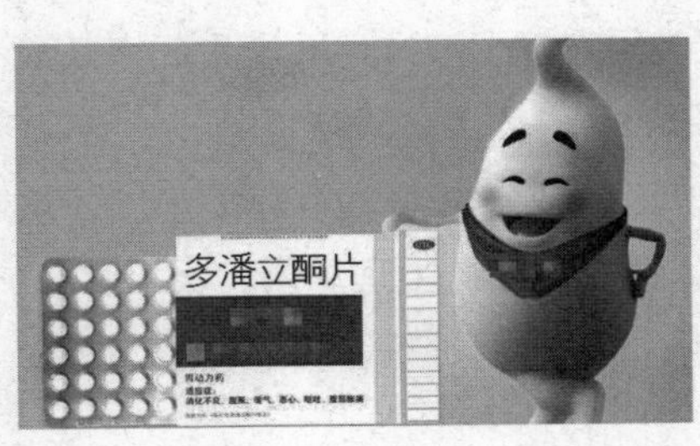

用医学角度来讲，多潘立酮片属于胃肠促动力药，通俗来说，就是增加胃肠道的蠕动，使食物尽快进入消化道下段，同时也加速肠道中积气的排出，从而改善患者的症状。多潘立酮片适用于上腹部发胀或者两肋发胀的患者，形象地讲就是“堵在胸口”，这部分患者往往还伴有嗳气（打嗝）、恶心、呕吐等上消化道症状。

多潘立酮还有一些同胞兄弟们，也是属于胃肠促动力药，如莫沙必利、伊托必利、西沙必利，称为必利家族药物。它们与多潘立酮最大的区别在于：促动力部位不同。多潘立酮主要作用于上消化道，而必利类药物作用于全消化道，如果患者感觉腹胀以中下腹为主，且屁多、屁臭，那么就该选择必利类药物。

【药师有话说】

1. 促动力药一般在饭前 15~30min 服用，当药物吸收起效后再进食，就容易促进食物在胃肠道中的蠕动。

2. 有心脏病的患者在用必利类促动力药时可能出现心脏不良反应，需要加强警惕，一旦出现心悸，胸闷，头晕，低血压，出汗等症状，立即停药就医。

3. 有一些胃部疾病患者可能需要同时服用奥美拉唑、铝碳酸镁

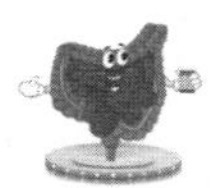

等胃药，这些抑制胃酸分泌或者中和胃酸的药物，会影响促动力药的吸收，药师建议不要同时服用，因为多潘立酮这类药物，不会长期服用，症状缓解后即可停药。如果必须要联用，那么可以这么安排：饭前 2 小时服奥美拉唑，饭前 15min 服多潘立酮，饭后 1~2 小时服铝碳酸镁。

4. 必利家族的三个药物，从疗效上考虑，都可以选择；莫沙必利和伊托必利的安全性较西沙必利稍微高一些；莫沙必利和西沙必利，疗效、不良反应均无差别，哪个便宜选哪个。

（五）巧用微生态制剂，改善腹胀好处多

所谓微生态制剂，即益生菌，而我们常喝的酸奶就是微生态制剂的代表。酸奶中含有乳双歧杆菌等有益菌群，这些菌群的应用可以直接补充肠道内的正常菌群，限制腐败菌的生长，从而调节肠道内环境的平衡，避免过多的发酵气体产生，气体产生少，腹胀的症状自然而然就减轻。我们常说，多喝酸奶有助于改善消化是很有道理的。当然，酸奶中有益菌群的添加远远达不到药用的量，所以，酸奶不能当药用。市面上的微生态制剂，品种繁多，药师总结了几种常见制剂的特点供读者参考。

	成 分	机 制	保存方法	备 注
培菲康	长型双歧杆菌、嗜乳杆菌、粪肠球菌活菌	补充人体正常菌群，调节肠道菌群平衡	2℃~8℃保存	
美常安	屎肠球菌、枯草杆菌		常 温	
合生元	动物双歧杆菌、鼠李糖乳杆菌		常 温	

	成 分	机 制	保存方法	备 注
亿 活	冻干布拉氏酵母菌	为真菌，抑制肠内有害细菌的生长	常 温	辅料中含有乳糖，乳糖不耐受患者禁用
乳酶生	肠链球菌	链球菌使肠道中糖类分解，产生乳酸，肠内酸度增加，抑制其他腐败发酵细菌增殖，减少气体产生	不超过20℃	因不含杆菌，对于抗生素引起的肠道菌群紊乱（杆菌和球菌比例失衡）无效

【药师有话说】

1. 为了避免胃酸的影响，微生态制剂建议饭前服用，服用时，溶解的水温不宜超过 40℃，否则活菌制剂会被高温烫死。

2. 微生态制剂因为工艺不同，不同药品储存要求也不同，有的要求冷藏保存，有的常温即可，患者需要仔细阅读药品说明书。

3. 成人建议选择成人剂型，多为胶囊剂、片剂，儿童选择儿童剂型，多为散剂。（1）不能与抗生素同服，因为抗生素会杀灭这些益生菌，必须联用时，间隔 3 小时服用。（2）不能与治疗腹泻的药物蒙脱石散合用，因为蒙脱石散会将益生菌吸附，使其起不到作用。

4. 有些患者因疾病需要同时服用抗生素、蒙脱石散、益生菌，即使错开时间服药，活性益生菌也会被下一个循环的抗生素和蒙脱石散所消灭，达不到在肠道长期定植的效果。如何安排好三者的服药时间？ 我们建议：先服抗生素，间隔两小时后服蒙脱石散，再间隔两小时后服用抗生素，如此循环，一天之内根据医嘱将需要服用的次数服完，病情缓解后停药，再单独服用益生菌。

你还知道其他腹胀药物吗？

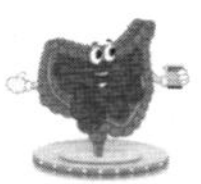

1. 二甲硅油片：二甲硅油（又称消胀片）能降低胃肠道中泡沫的表面张力，使其破裂，使被泡沫储留的气体排出。另外，其还可以抑制肠内产气细菌的生长，从而缓解气胀。

2. 消化酶类：胰腺、肝脏疾病、胃酸分泌减少引起的腹胀往往是因为内源性的消化酶分泌不足，导致食物不能完全消化，未消化的食物进入回肠、结肠后就会被细菌利用，发酵产气增加。这一类的腹胀可以服用一些消化酶制剂，如胰酶片、复方消化酶胶囊、复方阿嗪米特肠溶片等，这些药物中含有胰蛋白酶、胰淀粉酶、胰脂肪酶等，可用于改善碳水化合物、脂肪、蛋白质的消化与吸收。

【药师有话说】

服用消化酶制剂时，不能同时服用多潘立酮片（吗丁啉），多潘立酮加速胃蠕动，使酶制剂迅速到达小肠，小肠的碱性环境会降低消化酶的疗效。

1. 药用炭：在餐前服用药用炭，能吸附消化道内气体，减少胀气。

2. 中　药：家喻户晓的健胃消食片对于治疗腹胀也有一定的效果，但这种腹胀主要是日常生活中由于饮食过多，不易消化引起的，健胃消食片成分中含有山楂，对于油腻类的食积效果更好。其他中药像木香顺气丸、香砂养胃丸、藿香正气丸、保济丸等，重在疏肝理气，从中医理论治疗腹胀，我们也可以尝试使用。

希望通过介绍，让患者了解腹胀用药，拥有知情和选择的权力，遇到腹胀困扰时，可以进行适当处理与服药，但是在处理与服药 3 天后，症状仍无改善时，应该立即就医治疗，因为有可能是有了器质性病变，不要耽误诊治。

四、消化不良 饮食堪忧

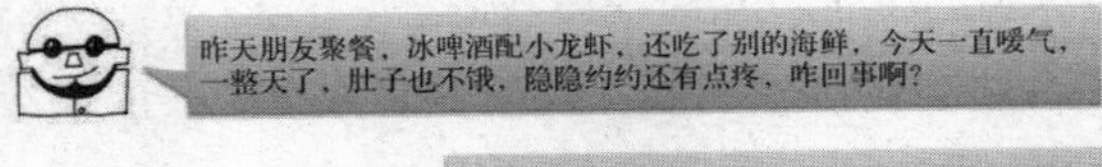

人们常说的消化不良正式名称是功能性消化不良，别小看这多出来的“功能性”三个字，它就可以和器质性病变如消化性溃疡、胃癌等疾病划清界限了，通常只是由于支配器官的神经系统的失调引起，组织结构不会发生改变。

（一）消化不良，有点像感冒

功能性消化不良是发生率很高的一种胃肠道疾病，有点像感冒，稍不留神，就来光顾。但症状轻微，常见的有以下几种：

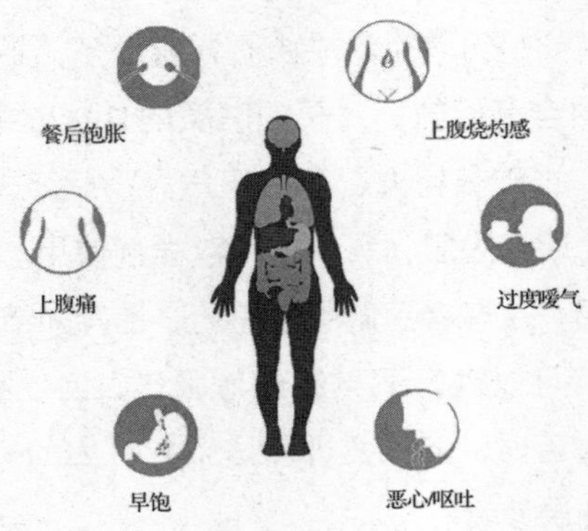

这些症状并不仅仅单个出现，还常常成组发生，不一定有规律，让人摸不着头脑。不少患者同时伴有失眠、焦虑、抑郁、头痛、注

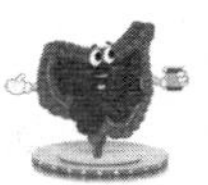

意力不集中等精神症状。到医院做了胃镜、B 超、肠镜甚至 CT 等一堆检查，仍然找不出原因，所以也有人称功能性消化不良为“查不出来的毛病”。

功能性消化不良的病因和发病机制尚不完全明了。多数学者认为，该病由多种因素所致。现已公认其主要的发病机制为胃肠运动障碍、胃酸分泌异常、内脏感知过敏、幽门螺杆菌感染等。近年来精神压力过大也与消化不良有很大关系。虽然疾病发生原因复杂，但生活中注意防范一些诱因，尽量避免诱发疾病的高危因素，可减少消化不良发生。

常见的高危因素如下：

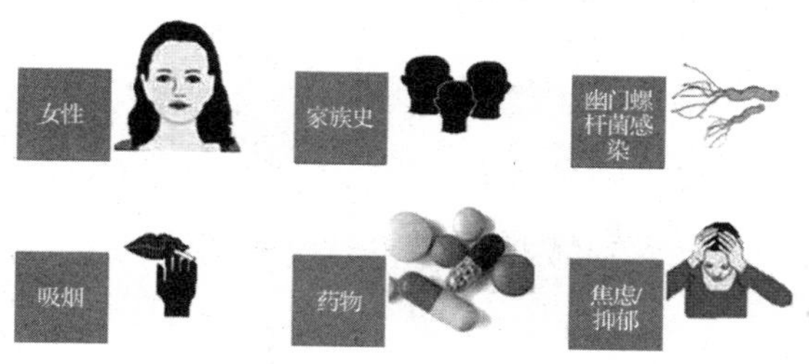

药物与饮食：吃得过快、吃得太油腻，饭后立即躺下休息，减弱胃的排空能力；进食巧克力、喝酒可导致食管与胃之间的肌肉松弛，招致反酸；喜欢吃辛辣食物、太酸的食物，如橙子、西红柿等，或者服用某些药物，如阿司匹林、类固醇、抗菌药物等，都会损伤胃黏膜，导致腹痛；

情绪管理：焦虑、抑郁，特别是一些女性，对疾病认识有偏差，心理负担重，进食减少，体重下降，甚至产生恐癌心结，严重影响生活质量。

其他情况：太过肥胖、穿着紧身衣、睡觉不爱用枕头等都会导致消化不良发生。

值得强调的是：幽门螺杆菌（Hp）感染可能是部分消化不良患者产生各种不适症状的根本原因。

功能性消化不良是一种良性疾病，主要治疗目的以缓解症状、提高患者的生活质量为根本。医生会根据患者的个体情况采取综合治疗的方法。治疗分为一般治疗和药物治疗。其中一般治疗包括生活方式的改变和饮食习惯的改变两方面。

改变饮食习惯

- 定时定量进餐
- 少食过甜、过咸以及辛辣油腻的食物
- 尽量减少饮酒，餐前餐后尽量不吸烟
- 不要泡饭或和水进食
- 饭后不要马上吃水果、喝水、洗澡、散步、开车等，至少应间隔1小时

改善生活方式

- 心情愉快进餐，细嚼慢咽
- 进餐时不谈工作、不看电视、手机
- 适当减重，不穿紧身衣就餐
- 多参加室外活动，放松心情
- 餐前餐后不吸烟

（二）消化不良的药物治疗

什么症状选什么药

功能性消化不良目前病因不明，治疗无特效药物，主要是经验治疗。医生一般会根据病人的症状选择相应的药物，常见的症状有以下几种：

常见症状	对应药物
我肚子隐隐作痛，还经常有灼热感	制酸药物

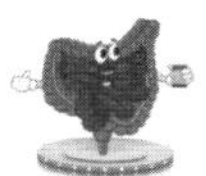

常见症状	对应药物
我吃一点饭就饱了，稍微多吃一点就胀的厉害	促胃肠动力药
我没胃口，即使饭菜可口诱人	助消化药物
我头晕、头痛，老没精神，领导看我不顺眼	小剂量抗抑郁药物
医院检查幽门螺杆菌（Hp）阳性	抗 HP 治疗

1. 制酸药物：地位举足轻重。胃酸刺激可以影响胃的运动和感觉功能，导致一系列胃部不适症状的出现，对消化不良患者，主要造成上腹痛、烧灼感等症状。针对胃酸增多可选择的药物有抗酸剂和抑酸剂两大类。

（1）抗酸剂是对酸有拮抗作用的药物，口服后在胃内直接中和胃酸，升高胃内容物的 pH 酸碱度，还能在胃内形成胶状保护膜，覆盖于胃黏膜表面，起保护作用。可惜的是这类药物每次服用的量比较大，维持时间又短，一天往往要服用 3~4 次，不够方便。而且抗酸药物仅仅是直接中和已经分泌的胃酸，不能调节胃酸的分泌，有些甚至可能造成反跳性的胃酸分泌增加，所以抗酸药物不是治疗消化不良的首选药物或是单独使用的药物，大多数制成复方制剂，增强药效也减少不良反应。

（2）抑酸剂的作用比抗酸剂要强得多，包括组胺受体阻断剂或质子泵抑制剂。这两类药物都可以参与胃酸的分泌与调节，作用强，维持时间长。

2. 促胃肠动力药：不可或缺。由于相当部分消化不良患者存在胃排空延迟和胃容受性舒张功能下降，因此促动力药物是治疗中的重要药物，可改善与进餐相关的上腹部症状，以上腹饱胀、早饱、嗳气为主要症状患者常可作为优先选用。常用药有多潘立酮、莫沙必利或伊托必利，均在餐前 15~30min 服用，疗程 2~8 周。少部分患者有腹鸣、稀便或腹泻、腹痛等不良反应，减量或使用一段时间后这些不良反应可减轻。

3. 助消化药：辅助治疗。消化酶和微生态制剂可作为治疗消化不良的辅助用药，改善与进餐相关的腹胀、食欲缺乏等症状。

4. 根除幽门螺杆菌治疗：一举多得。众所周知，Hp 是消化不良的致病因素之一。国内外很多大样本、高质量的研究都证实根除 Hp 可使消化不良患者症状得到改善。因此所有 Hp 感染的功能性消化不良者，均应进行根除治疗。

5. 抗焦虑抑郁药物：也有用武之地。许多消化不良患者常伴有焦虑抑郁状态，对于治疗药物反应不佳，也是颇为困扰消化科医生的难题。目前部分研究发现，抗焦虑抑郁药物能改善消化不良的症状。对于常规治疗疗效欠佳而伴随精神症状明显者，可试用抗抑郁药物，常用的有三环类抗抑郁药物如阿米替林、5-HT 再摄取抑制剂等。此外，行为治疗、认知疗法和心理干预等也可试用。

6. 中医中药：地位不可撼动。中医药是我国传统医学的特色，中医认为消化不良辩证分为肝气郁结证、肝气犯胃证、脾胃气虚证、湿热滞胃证、寒热错杂证等，分别给予对应的柴胡疏肝合越鞠丸加减、四逆散合沉香降气散加减、香砂六君子汤加减、三仁汤加减、半夏泻心汤加减等治疗能取得一定疗效。

根据不同症状和诊断，合理搭配药物使用

消化不良不是一个独立疾病，每个人的症状都可能不完全相同，而药物治疗也宜短程或定期治疗，症状控制后可短期维持，再逐渐减量、停药，若症状复发还要再给予药物治疗，因此选择合适的药物、药物组合很重要。

单纯性消化不良：多数是由于情绪不好、工作紧张、意外刺激、饮食不当所致。一般在家中自我治疗，稳定情绪，加强锻炼，合理

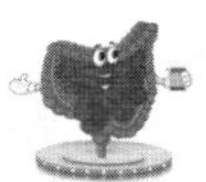

饮食，必要时选用多潘立酮、微生态制剂及胰酶片等。可以增强食欲、促进消化、改善症状。

饮酒过度：乙醇伤胃，长期饮酒引发酒精性胃炎，出现上腹不适等消化不良症状。除了戒酒，可选择抑酸药物、黏膜保护剂与胃肠动力药物合用，可增加胃肠蠕动，减轻腹胀、恶心、呕吐等症状。

抑郁症：许多人因工作压力大，生活不规律，情绪变化大，体育活动几乎不参加，往往在季节交替时出现精神不济、食欲不佳等情况，甚至加重为焦虑或抑郁症，而精神症状反过来又加重消化不良，两者相辅相成。这种情况要克服心理障碍，在医生指导下服用抗消化不良药物联合抗焦虑抑郁药物，方能尽快改善症状，恢复健康。

幽门螺杆菌感染（Hp）：Hp，体型娇小的一种细菌，却是消化不良中各种不适症状产生的根本原因，所以不容小觑。Hp，如果检查是阳性，需要治疗，而且需要采取根除率在 90% 以上的治疗方案，目前没有哪种药物单独使用可以达到根除效果，联合用药至关重要。

抗 Hp 治疗一般采取质子泵抑制剂 + 铋剂 + 两种抗菌药物的方案。

质子泵抑制剂就是我们前面提到抑酸药物时所说的 XX 拉唑，包括奥美拉唑、兰索拉唑、雷贝拉唑、埃索美拉唑、泮托拉唑等，都采用口服给药方法。质子泵抑制剂除了本身对 Hp 有一定杀灭作用，也为杀 Hp 的抗菌药物提供良好工作环境。

抗菌药物是杀灭 Hp 的主力队员，常见有效的有阿莫西林、克

阿莫西林队	四环素队	克拉霉素队
• 克拉霉素 • 左氧氟沙星 • 呋喃唑酮	• 甲硝唑 • 呋喃唑酮	• 左氧氟沙星 • 甲硝唑 • 呋喃唑酮

拉霉素、甲硝唑等多种药物，为发挥最大杀菌效果，它们必须组队才能提高战斗力。一般来说分为三个战队，队长分别是阿莫西林、四环素和克拉霉素。

每队由队长和队中一种抗菌药物联合抗 Hp 治疗。由于阿莫西林是青霉素类药物，所以阿莫西林队只能用于对青霉素不过敏的病人，如果青霉素过敏，则选四环素队或克拉霉素队。

对于治疗失败的患者则需要调整抗菌药物治疗，弃去原抗菌药物，更换为未使用过的抗菌药物，如原使用阿莫西林 + 左氧氟沙星组合，现在要换成不含这两个药物的组合如四环素 + 甲硝唑。

Hp 虽小，却很顽固，即使我们将质子泵抑制剂、抗菌药物、铋剂组队战斗仍有失败的可能，所以抗 Hp 治疗需要一个比较长的疗程，抗菌药物和铋剂一般使用 10~14 天，抑酸药物继续维持 2~4 周，总疗程 4~6 周时间。一旦开始治疗，一定要坚持到底，不能因为症状减轻或消失就停止服药，否则 Hp 又会卷土重来。

药师给你提个醒：

1. 消化不良的症状往往成组出现，多数需要联合用药，如果同时服用胃动力药物和抑酸药物，需要间隔开来。可早晨醒来先服用抑酸药物，大约 1 小时后吃早饭，在早饭前 15 分钟左右服用胃动力药物，尽量减少药物之间的不良影响。

2. 抗幽门螺杆菌治疗的时候，抑酸药物和铋剂都是饭前 30 分钟左右服用，而二种抗菌药物一定要饭后服用，这样才能确保杀菌效果。

3. 用药之外也要注意适当运动，不仅可以协调机体神经系统和内脏生理机能，对胃肠功能紊乱也有改善作用。

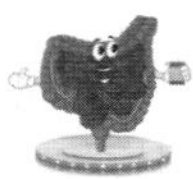

第三章 医院确诊的胃肠道疾病与用药

一、胃炎——平静湖面下的暗流涌动

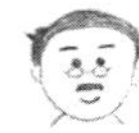

朋友聚会菜还没来，老王上来就跟我干了三杯白酒，现在胃里火辣辣地疼

看你自己“作”的，估计是急性胃炎，赶紧去医院吧！

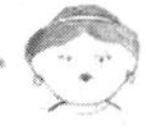

“作”出来的急性胃炎

生活中，像这样空腹饮酒导致急性胃炎发作的事例比比皆是。急性胃炎，挂着“急性”两字，顾名思义，这种胃炎起病快，治疗快，痊愈快。它最主要的病因是各种刺激因素，而这些因素往往都是可以避免的。

急性胃炎轻者，胃部黏膜表现为充血、水肿、糜烂或溃疡，病人会出现上腹部饱胀感、隐隐疼痛、食欲减退、嗳气（俗称打嗝）、恶心、呕吐等症状；严重者因为胃黏膜出血甚至穿孔，病人可能呕血，也可能有黑便，往往还伴随着剧烈疼痛，这种状况非常危险，甚至可能危及生命。

急性胃炎，重在自我重视与积极配合，医生苦口婆心地劝，患者仍旧烟里来酒里去，急性胃炎反反复复，就变成了慢性胃炎，情况糟糕的也有发展成胃癌的可能。自查以下不良生活习惯，看看你的胃炎是不是作出来的?

1. 长期大量饮酒、吸烟;

2. 爱喝可乐、浓茶;

3. 口味重，爱吃辛辣、冰冻等刺激性较强的食物;

4. 喜欢吃熏制、腌制的食物;

5. 隔夜菜不舍得扔;

6. 情绪波动大，易发火，易抑郁，过分紧张;

7. 生活不规律，该吃饭时不吃饭，该睡觉时不睡觉。

当然，除了这些生活习惯，还有些病人的急性胃炎是因为其他因素造成的，比如因事故受到重伤、外科手术等，这种应激因素也会导致胃黏膜损伤，但别担心，因为医生会在你住院治疗期间采取相关治疗措施，不会造成后续影响。

(一)药物也会导致急性胃炎吗?

有两类药物：非甾体类解热镇痛药和糖皮质激素类药物，长期服用确实会导致急性胃炎发作。

糖皮质激素，大家可能并不陌生，很多人谈激素色变，虽然它有很多不良反应，但它却是治疗很多疾病的良药，比如哮喘、过敏、自身免疫性疾病等。这里要提到的不良反应就是导致胃黏膜损伤，诱发急性胃炎。因为糖皮质激素可以刺激胃酸、胃蛋白酶的分泌并抑制胃黏液分泌，降低胃肠黏膜的抵抗力。

【药师有话说】

如何避免这类不良反应：(1)严格按照医嘱服用，不随意停药减药，突然停药会加剧病情；(2)在早晨8点左右服药，与生理周期一致，减少不良反应；(3)同时服用保胃药，如奥美拉唑。

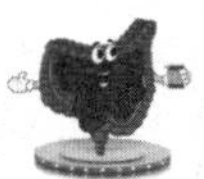

另一类是非甾体类解热镇痛药，这么拗口的专业名词，搞不懂了呢，我怎么知道我吃的药是不是非甾体类解热镇痛药?

通常来讲，有两类患者会服用此类药物：（1）患者患有心脑血管疾病：高血脂，高血压，心脏病等，为了预防血液凝固，减少心梗、脑卒中的发生，他们往往需要长期服用阿司匹林这一药物，而阿司匹林就是非甾体类解热镇痛药的代表。（2）关节炎患者，关节炎反复发作，疼痛难忍，这时需要靠镇痛药来缓解症状，像布洛芬缓释胶囊（芬必得）、双氯芬酸钠缓释胶囊（英太青）、塞来昔布胶囊（西乐葆）等都属于非甾体类解热镇痛药。

这些药物为什么会导致胃黏膜损伤（急性胃炎）发作? 因为这一类药物抑制前列腺素的生成，而前列腺素能够保护胃黏膜。此外，像阿司匹林，药物本身呈酸性，对胃黏膜也有直接的刺激作用。

【药师有话说】

因疾病疼痛原因需要短期服用这类药物，胃炎的发生率不高，患者不必过分担心。对于长期服用患者如何预防呢? 心脑血管疾病患者，可以选用氯吡格雷等新型抗血小板药物。关节炎患者，可以选用新型的非甾体类解热镇痛药，从机制层面讲，它们的选择性更高，对胃黏膜的损害更小，如塞来昔布、美洛昔康。

（二）喝酒前吃“达喜”能预防急性胃炎吗?

解答问题前，先为读者们详细介绍达喜这个药物。达喜，是它的商品名，它的真名（通用名）叫铝碳酸镁片，学过化学的人都明白，铝碳酸镁属于碱性药物，它的作用是与胃酸反应，中和胃酸，并黏附于胃黏膜表面，阻止胃酸及胃蛋白对胃黏膜的损伤作用。

我们喝的白酒是酸性的，所以，如果从酸碱中和角度讲，喝酒

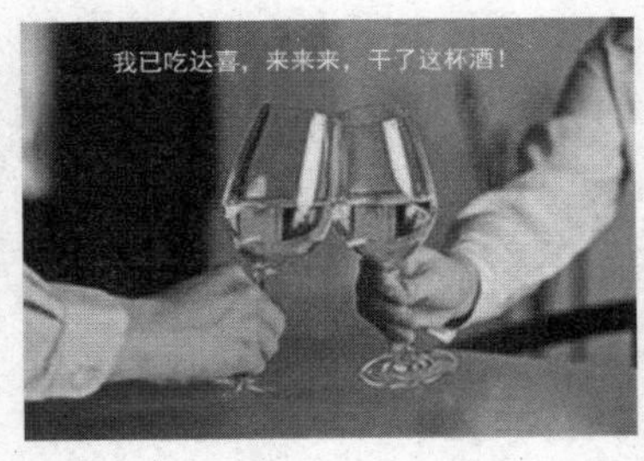

前半小时吃 1~2 片达喜，确实可以减少对白酒对胃部的伤害。那么问题来了，往往喝酒前提前吃达喜预防的人是要做好大喝一场的准备的，当你喝完一斤白酒，存在于胃黏膜表面的达喜早就被冲洗干净，进入肠道了，此时，根本起不到预防酒醉的作用。所以结论是："眯"一两口酒，提前吃达喜也许是有用的，对于准备喝一斤白酒的人，达喜也帮不了你了。

【药师有话说】

根据以上内容也反映出达喜的服用时间与服用方法有特别之处：成人需在饭后 1~2 小时服用，因为进食后胃酸分泌增加，是服用达喜的较好时间，或者于睡前或胃部不适时嚼服 1~2 片。嚼服达喜后，可饮用少量水帮助咽下，但是不能饮用大量水，否则药物被冲洗稀释，起不到胃黏膜保护作用。

（三）慢性胃炎是场持久保"胃"战

慢性胃炎是指胃黏膜的慢性炎症或者萎缩性病变，从字面意义上来理解，就是胃炎持续时间长，治疗周期长，痊愈慢。而慢性炎症往往是长期以来的不良生活习惯造成的，吃太辣的、太冷的、太烫的、太酸的，长期大量饮白酒，或者吃饭不规律，睡觉不规律等。有些患者在胃病急性发作时，经过用药治疗缓解了当时的症状，过后又不以为然，长期反复，就变成慢性胃炎。

70% 以上的老人都有不同程度的萎缩性胃炎，但不一定发病，也不一定有症状，其实，这是身体机能慢慢退化的一种表现，它的

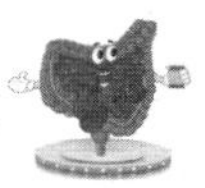

癌变率非常低，老年人可以不必过分担忧，但平时仍需注重保持良好的生活习惯（如前所述）。

此外，幽门螺杆菌感染是慢性胃炎的主要病因，有90%以上的慢性胃炎患者有幽门螺杆菌感染；长期服用糖皮质激素和非甾体类抗炎药也会引起慢性胃炎等，还有些患者因为自身产生消化胃黏膜壁细胞的抗体导致慢性胃炎。

【药物有话说】

慢性胃炎是一场持久的保“胃”战，治疗慢性胃炎的药物，需要坚持服用一定的疗程，比如幽门螺杆菌感染的患者，杀菌药物需要坚持服用2周（详见“消化性溃疡——带你认识一种菌”），抑酸药物奥美拉唑需要服用4~8周；最重要的是，生活习惯的改变，需要很大的毅力与长久地坚持。

（四）抑制药大师兄——奥美拉唑

奥美拉唑，是抑制药中最早上市的药物，也是胃炎治疗中的一张绝对王牌，拥有不可撼动的地位。它通过作用于胃壁细胞的质子泵（读者可以理解为胃酸分泌的通道），抑制胃酸的分泌，从而减轻胃酸对已损伤胃黏膜的刺激作用，利于其修复。

奥美拉唑一般做成肠溶制剂，服用时不能嚼碎或掰开服用。服药时间也有讲究，对于1天1次服药的患者，建议于早饭前半小时服用，因为药物服用后有一定的吸收时间，而半小时后，药物已经达到一定血药浓度，开始起效，这时开始吃饭，就可以减少一部分吃饭导致的胃酸分泌。另外，饭前半小时服用，也可以使肠溶制剂尽快到达小肠，避免食物的影响使其吸收减慢。对于1天2次服药的患者，还有一次可以在睡觉前服，因为夜间会出现生理性的胃酸分泌增加。

自奥美拉唑诞生后，后期还诞生了它的很多同胞兄弟，比如泮托拉唑、兰索拉唑、雷贝拉唑、埃索美拉唑，作用机理与奥美拉唑相同，但是各自也有闪光点。药师为读者罗列了一张表比较奥美拉唑同胞兄弟们的异同点。

5 种质子泵抑制剂的比较

<table>
<tr><th></th><th>奥美拉唑</th><th>兰索拉唑</th><th>泮托拉唑</th><th>埃索美拉唑</th><th>雷贝拉唑</th></tr>
<tr><td>常用口服剂量 / 天</td><td>20mg</td><td>30mg</td><td>40mg</td><td>20mg</td><td>10mg</td></tr>
<tr><td>食物的影响</td><td>吸收延迟</td><td>吸收延迟</td><td>无影响</td><td>吸收降低</td><td>无影响</td></tr>
<tr><td>服用方法</td><td>空 腹</td><td>空 腹</td><td>饭前饭后都可</td><td>空 腹</td><td>饭前饭后都可</td></tr>
<tr><td>起效速度</td><td>慢</td><td>快</td><td>慢</td><td>快</td><td>非常快</td></tr>
<tr><td>与氯吡格雷相互作用</td><td>有</td><td>有</td><td>无</td><td>有，但较弱</td><td>无</td></tr>
<tr><td>选 择</td><td colspan="5">从药效考虑：5 种药物都可以选择，但进口药（原研药）疗效优于国产药（仿制药），患者经济条件允许的话，尽量选择进口药。
从相互作用考虑：如果患者同时服用其他药物，比如氯吡格雷等，建议咨询药师后，选择相互作用小的药物。</td></tr>
</table>

【药师有话说】

氯吡格雷为抗血小板药物，用于患心脏血管疾病患者的治疗。它需经过肝酶 CYP2C19 代谢才能发挥作用，而部分质子泵抑制剂也通过这个酶代谢，所以就造成药物间的相互影响，当然，其他经过 CPY2C19 代谢的药物也会与质子泵抑制剂存在作用，这里不一一详述，因为处方药用药前，医生和药师会考虑到这些问题，并尽量为患者避免。

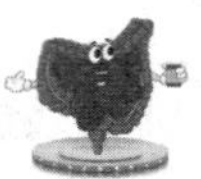

（五）经常看得见的中成胃药——三九胃泰

提到三九胃泰，人们并不陌生，在市场上已经销售了 20 多年，一部分原因归功于广告做的好，甚至连很多影视作品中都可以见到它的植入广告；另一部分原因，是因为这个药物对于胃炎确实有一定的疗效，才能得到广大胃病患者的认可。

三九胃泰颗粒是一种中成药，是中医经过反复实践流传下来的，并经过现代药理实验证实的产物。它的主要成分是：三叉苦、九里香、两面针、木香、黄芩、茯苓、地黄、白芍。中医认为这种配方具有清热燥湿、行气活血、柔肝止痛、消炎止痛、理气健胃的功效。不过，这么拗口的中医词汇，读者也不必强求理解。动物实验和临床试验已经从机制方面证明，三九胃泰有止血和抗溃疡的功效，利于炎症的修复，对于胃炎有治疗和预防作用。

三九胃泰颗粒属于非处方药，既不需要医生处方，患者可以直接去药店购买，安全程度相对较高，当患者胃部出现这些症状，如上腹隐隐作痛，有饱胀感、反酸、恶心、呕吐、胃口差等，就可以买来服用。

【药师有话说】

三九胃泰颗粒属于中药，中药服用期间，都要求忌食油腻、生冷等刺激性食物，加之这些刺激性食物对胃本身也不利；中药一般建议饭后服用，因为中药成分复杂，饭后服用可以尽量减少对胃的刺激，减少不良反应；胃炎患者自行服用满疗程后（2 周），症状仍未缓解，应该及时就医，不要耽误病情。

二、消化性溃疡——轻敌就会反复发作

（一）什么是消化性溃疡？

胃溃疡吃了一个月的药，也不知道治好了没有？

这个得去医院复诊了才能确定，医生再三嘱咐我们不能擅自停药的

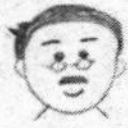

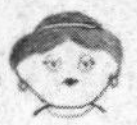

到底什么是溃疡？简单地讲就是皮肤（比如腿部、脚部的皮肤）或者黏膜（比如口腔黏膜、胃肠黏膜）表面缺损或者溃烂了，医学上就称之为溃疡。提到口腔溃疡，大家一点都不陌生，身边不乏这样的人群，而且还反反复复，一年总有那么几次。口腔溃疡其实就是口腔黏膜坏了，同理，消化性溃疡就是胃肠道黏膜出现了问题。

什么原因会引起胃肠道黏膜缺损、溃烂呢？首先就是药物，非甾体类抗炎药如布洛芬、糖皮质激素如地塞米松、氯吡格雷、双磷酸盐、化疗药物等，治疗原发疾病的同时会产生胃肠道损伤的不良反应；其次幽门螺杆菌（一种细菌）感染，目前被认为是引起胃炎，胃溃疡的主要原因；此外，遗传因素，就发现很多消化性溃疡患者有这样的家族史；最后是老生常谈的原因：如饮食习惯、生活方式、应激、长期精神紧张等。

（二）带你认识一种菌

刚刚提到了幽门螺杆菌，让它来做个自我介绍吧。

被嫌弃的幽门螺杆菌的一天
我叫幽门螺杆菌，是人类胃里的唯一一种细菌

【早上】
主人一起床，就能收到我送的清晨大礼包——口臭。
呵~
看，老婆嫌弃，同事扭头，连他家的狗都嫌弃他。

【中午】
因为国人不分餐，也不常用公筷，吃午饭时是我们小伙伴聚会交流的好时机，打个顺风车移民找个新主人，攻占一颗健康的新胃，妥妥的没难度。

【晚上】
想快速入睡，怎么显得出我的手段，只要我发功，让你躺下就打嗝，只能垫高枕头，不折腾10分钟，不让你睡着。

胃癌
胃溃疡
胃炎
胃酸

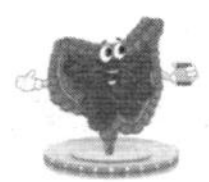

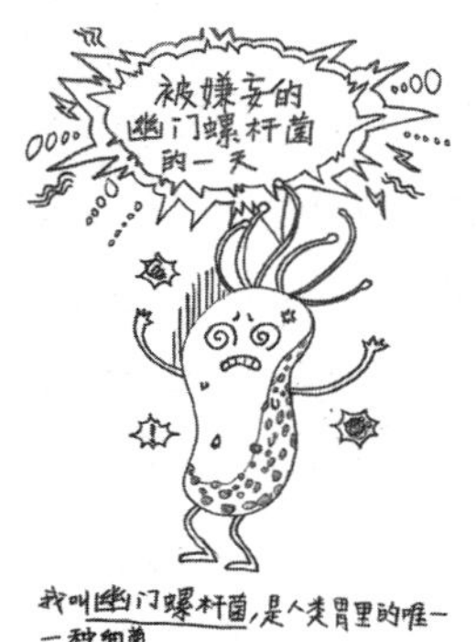

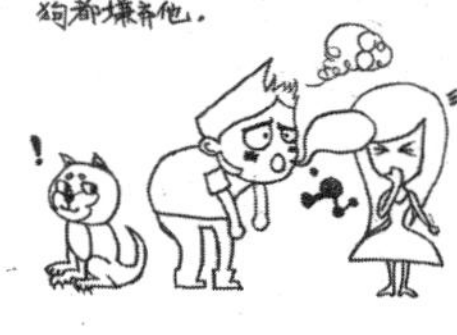

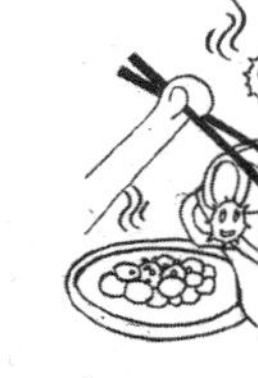

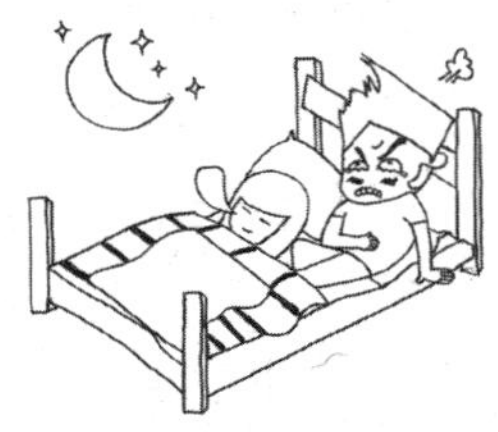

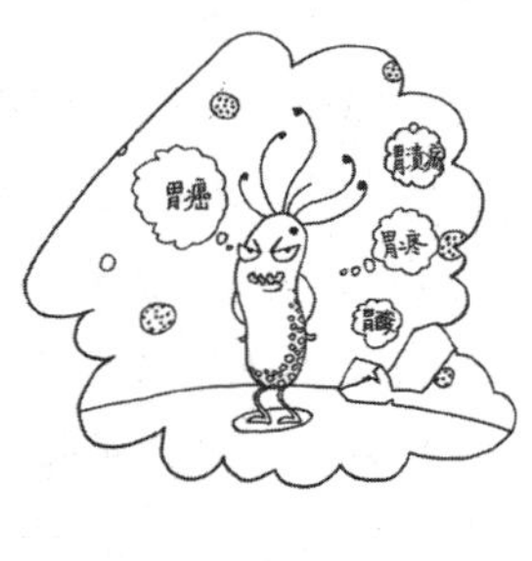

很明显，幽门螺杆菌是慢性胃炎和消化性溃疡病的主要原因。世界卫生组织也已将幽门螺杆菌定为胃癌的主要致癌因子，正因为如此，一部分人一听说感染幽门螺杆菌就如临大敌，反应过分强烈，诱发精神疾病甚至自杀。大家闻之色变的原因主要有两个：（1）传染性较强，能在人与人之间传播，常见传播的途径为口口传播和粪口传播；（2）感染后一般难以自发清除，若不进行根除治疗，会导致终身感染。

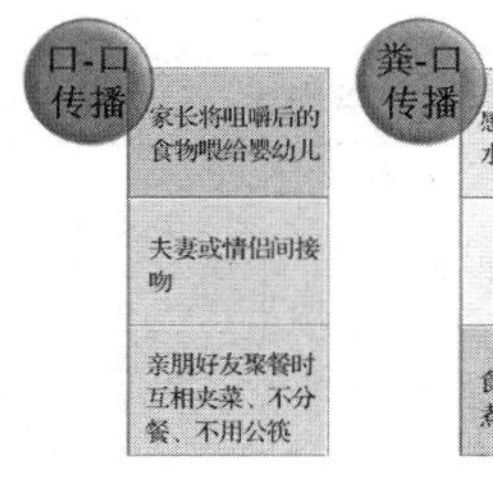

口-口传播
家长将咀嚼后的食物喂给婴幼儿
夫妻或情侣间接吻
亲朋好友聚餐时互相夹菜、不分餐、不用公筷

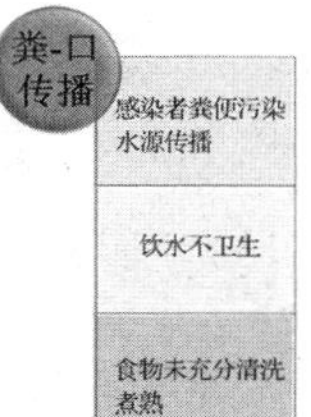

粪-口传播
感染者粪便污染水源传播
饮水不卫生
食物未充分清洗煮熟

（三）消化性溃疡如何用药

消化性溃疡药物治疗经历了组胺受体拮抗剂、质子泵抑制剂（PPI）和根除幽门螺杆菌（Hp）联合用药这三次里程碑式的进展，使溃疡愈合率达到95%左右。消化性溃疡确诊后一般采取综合治疗策略，主要治疗目标是去除病因，控制症状，促进溃疡愈合、预防复发和避免并发症。

治疗药物主要有以下几类：

1. 减少胃酸的药物

减少胃酸是缓解症状、愈合胃溃疡的最主要措施。那么怎样减少胃酸呢？①从源头上，抑制其分泌，临床上简称为抑酸剂；②通过酸碱反应，中和胃酸，临床上简称为抗酸剂。

（1）抑酸剂，主要有质子泵抑制剂和组胺受体阻滞剂，质子泵抑制剂因为阻断胃酸生成的最终环节，抑酸能力远大于组胺受体阻滞剂，且起效更快，已推荐作为首选药。

常用组胺受体阻滞剂用法用量

	规格	常用剂量	常见副作用
西咪替丁	800mg	400mg，早晚各一次	男性乳腺发育、阳痿、镜子数量减少
雷尼替丁	150mg	150mg，早晚各一次	与西咪替丁相似，但比西咪替丁轻微
法莫替丁	20mg	20mg，早晚各一次	副作用少
尼扎替丁	75mg	150mg，早晚各一次	副作用少

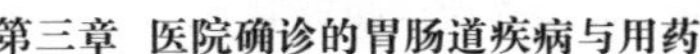
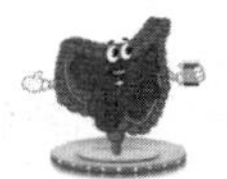

常用质子泵抑制剂用法用量

	规格	常用剂量
奥美拉唑	10mg；20mg	20mg，每天 1 次
兰索拉唑	15mg；30mg	30mg，每天 1 次
泮托拉唑	40mg	40mg，每天 1 次
雷贝拉唑	10mg；20mg	10mg，每天 1 次
埃索美拉唑	20mg；40mg	20mg，每天 1 次

（2）抗酸剂如碳酸氢钠、氢氧化铝、氢氧化镁、次碳酸铋等，但单独使用这些容易引起便秘或者腹泻等不良反应，临床上为了增加疗效、减轻副作用，常常使用这些成分组成的复方制剂。

常用抗酸制剂

	组成	常用剂量	注意事项	常见副作用
胃舒平	氢氧化铝，三硅酸镁	一次 2~4 片 一日 3 次	饭前半小时或胃痛发作时嚼碎后服	长期使用可引起便秘
乐得胃	铝酸铋、碳酸镁、碳酸氢钠	一次 1~2 片 一日 3 次	饭后服，可将药片碎成小片后用水送服	偶见便秘稀便

2. 胃黏膜保护药

正如其字面形容的可以保护胃黏膜的药物，通过在胃黏膜的表面形成一层保护层，增强粘膜的抵抗力，还能抑制并清除有害物的生成，尤其是对某些药物的不良反应所引起的溃疡，具有一定的治疗作用。加用胃黏膜保护剂可提高消化性溃疡的愈合质量，有助于减少溃疡的复发。

常用胃黏膜保护药

	规 格	常用剂量	注意事项
硫糖铝	0.25g	1g，每天 3~4 次	饭前及睡前服用
胶体果胶铋	50mg	一次 150mg，每天 4 次	餐前 1 小时及睡觉服用；服药后粪便可呈无光泽的黑褐色，属正常反应，停药后 1~2 天内粪便色泽转为正常
替普瑞酮	50mg	一次 50mg，每天 3 次	饭后服用
铝碳酸镁	0.5g	一次 0.5~1g，每天 3 次	餐后 1~2 小时或者胃不适时服用
麦滋林	0.67g	一次 1 袋（0.67g），每天 3 次（共 2g）	直接口服，避免用水冲服
瑞巴派特	0.1g	一次 0.1g（1 片），每天 3 次	早、晚及睡前口服
磷酸铝凝胶	20g	一次 1~2 袋，每天 2~3 次	使用前充分振摇均匀，亦可伴开水或牛奶服用

很多患者拿到药以后会很疑惑，我到底需要吃多长时间呢？治疗胃溃疡一般疗程为 6~8 周，治疗十二指肠溃疡疗程为 4~6 周。为保证疗效，用药必须达到疗程。

对于有幽门螺杆菌感染的患者，根除幽门螺杆菌是必要的，杀灭幽门螺杆菌的治疗目前已日趋成熟，只要认真按照治疗方案正确用药，完全能够根治幽门螺杆菌。

第一步，检测是否感染幽门螺杆菌。目前的检测方法很多，常用的胃镜检查时的快速尿素确诊前最精准，13C/14C 尿素呼气试验较为便捷。很多患者因为胃部疼痛不适就服用了抗生素或抑酸药，为了保证检测的准确性，患者在检查前至少 2 周内不能使用抑酸剂（包括质子泵抑制剂 PPI 和组胺受体拮抗剂 H_2RA，例如奥美拉唑

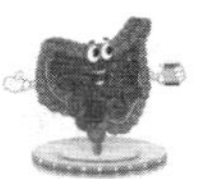

和雷尼替丁），并且检查前4周内不能服用抗生素（例如阿莫西林、克拉霉素等）。

抗菌药物是杀灭Hp的主力队员。常见有效的有阿莫西林、克拉霉素、甲硝唑等多种药物，为发挥最大杀菌效果，必须组队才能提高战斗力。怎样组合参见“消化不良，饮食堪忧”一节。

第二步，根除幽门螺杆菌治疗。幽门螺杆菌根除的成功率取决于患者，因为需要同时服用4种左右的药物，目前推荐铋剂四联（质子泵抑制剂+铋剂+2种抗生素）作为根除幽门螺杆菌的首选方案，每日2~4次，至少14天一个疗程。

抗幽门螺杆菌（Hp）常用药

	代表药	作用机理	不良反应或注意事项
铋剂	枸橼酸铋钾、果胶铋、次碳酸铋	蛋白—铋复合物覆盖溃疡表面，形成保护膜；铋剂包裹Hp菌体，发挥杀菌作用	舌苔和粪便发黑
抗菌药物	克拉霉素、阿莫西林、羟氨苄青霉素、甲硝唑、替硝唑、呋喃唑酮、四环素、左氧氟沙星等喹诺酮类抗生素等	不同类型的抗菌药作用机制不同，如青霉素类干扰细菌细胞壁合成；大环内酯类抑制蛋白质合成等	注意过敏反应；抗菌药物与质子泵抑制剂联用效果更佳
质子泵抑制剂	奥美拉唑、泮托拉唑、埃索美拉唑镁、兰索拉唑、雷贝拉唑	不可逆地抑制各泌酸通道的“总阀门”——质子泵抑酸作用强而持久	常见不良反应有中枢神经系统反应、胃肠道反应、肝脏损害和过敏反应

药物品种多，时间长，可能心理上感觉不舒服，或发生恶心、

腹泻等药物的不良反应，少数患者自作主张断药，导致根除治疗失败，反复发病，产生耐药性，逐次恶化甚至癌变。所以根除治疗的关键在于患者能否坚持用药，用满疗程才能达到预期的治疗效果。唯有克服重重困难，才能战胜幽门螺杆菌。

消化性溃疡愈合后，大多数患者可以停药。但对于溃疡反复复发、幽门螺杆菌阴性及已去除其他危险因素的患者，为巩固疗效，建议坚持多用一段时间的治疗用药，疗程因人而异，短者 3~6 个月，长者 1~2 年，甚至时间更长。

（四）消化性溃疡的饮食与预防

1. 饮食管理

（1）消化道溃疡病发作期间：不吃重口味或过于粗糙等刺激性食物，例如浓茶、浓缩咖啡、可乐、辣椒、生蒜、山楂、竹笋等，同时建议其戒烟、戒酒。建议给予温和、无刺激、易于消化和有营养的流食、半流食，如面汤、鸡蛋汤、粥、口味较淡的果汁等。

（2）好转恢复期：患者可食用馒头、面、紫菜、鱼虾、瘦肉、苹果、香蕉等富含维生素或微量元素的食物，食物多样化，营养全面。

2. 预防

（1）生活习惯：消化性溃疡以预防为主，主要是养成良好、卫生的饮食习惯。饭前勤洗手、聚餐用公筷夹菜等好习惯有利于避免幽门螺杆菌的传染；饮食规律，适时适量，睡前不进餐；食物宜软易消化，新鲜且品种多样化，注意补充多种营养物质。此外，加强心理治疗，避免过度紧张或焦虑情

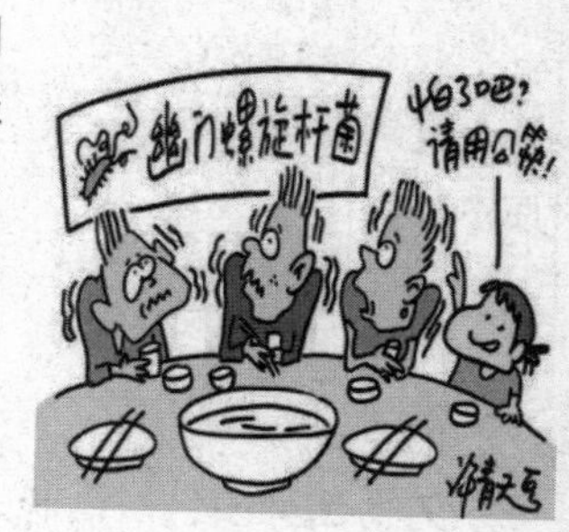

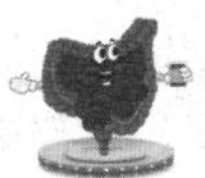

绪，保持良好的心态，劳逸结合，建议选择温和的运动项目；作息时间规律、睡眠充足，养成良好的生活习惯，增强体质。

（2）原发疾病的控制：幽门螺杆菌感染是导致消化性溃疡复发的主要原因，对于非幽门螺杆菌感染、幽门螺杆菌复发，以及其他不明原因的复发性消化性溃疡的预防，建议延迟停用抑酸剂。

（3）用药选择：长期服用非甾体类抗炎药和阿司匹林也是重要原因，如果原发病需要，不能停用非甾体类抗炎药或阿司匹林，建议考虑新一代非甾体类抗炎药 COX-2 抑制剂，选择性更高，不良反应更少，例如塞来昔布、美洛昔康等。并同时预防性使用质子泵抑制剂，如奥美拉唑。

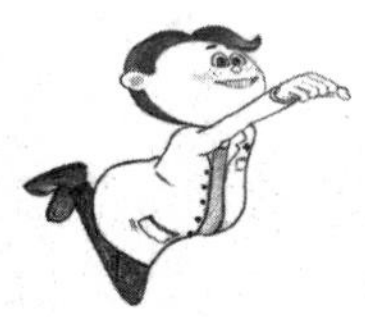

药师给你提个醒

1. 如果你有胃部疼痛或不适，建议去医院明确是否得了胃溃疡或者十二指肠溃疡。

2. 胃溃疡、十二指肠溃疡、根除幽门螺杆菌请按疗程服药。

3. 消化性溃疡以预防为主，培养良好的饮食结构、作息规律、生活习惯，是预防的关键和明智之举。

三、炎症性肠病——日渐增多的少见病

（一）认识炎症性肠病

COLITIS

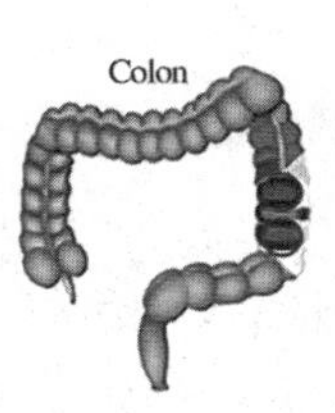

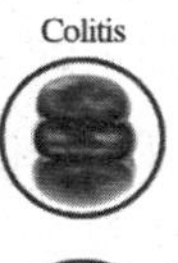

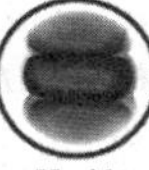

1. 什么是炎症性肠病

炎症性肠病是一类慢性的终身性的肠道炎症，临床上主要包括溃疡性结肠炎和克罗恩病。如何理解炎症性肠病中的“炎症”一词？如图中所示，正常的肠道黏膜就像我们的皮肤一样是光滑连续的，而肠道黏膜出现炎症，就好比皮肤出现了破损，破损的部位表现为充血、水肿、糜烂，有脓性分泌物等。

炎症性肠病，不同于一般的肠道炎症，急性发病常常伴有腹痛、发热，病程一般在一周左右，最长不超过 6 周，挂挂盐水吃点抗菌药十天半个月就能搞定；也不同于肠道寄生虫、血吸虫病能够在组织或者粪便中找到病原体或者虫卵可以明确诊断。该疾病无论是诊断还是治疗都非常复杂，大部分临床医生甚至消化科专业的医生都不能完全准确把握该疾病的治疗。所以对大多数患者来说，不一定能得到及时有效的治疗，可能不同的医生对疾病的认识程度不同，给出的治疗方案、意见都不统一，让你无所适从。

2. 为什么我会得炎症性肠病

到底是什么原因引起这类疾病的发生？目前还没有明确的答案。多数专家认为是环境因素、遗传因素、自身的免疫能力三者相互作用导致疾病的发生。有研究发现，吸烟、被动吸烟、多吃肉类、乳制品都会增加患病的风险；药物方面：口服避孕药，阿司匹林、吲哚美辛、双氯芬酸等，青霉素、头孢等抗菌药物也能够引起疾病的发生。此外，炎症性肠病还具有遗传倾向，如果你的父母、子女、兄弟姐妹患有该类疾病，你的患病率就远远高于正常人；如果你的叔叔、姑姑、舅舅、阿姨、祖母等二级亲属患有该类疾病，你也需要注意，尽早进行相关的检查，明确自己有无患病。

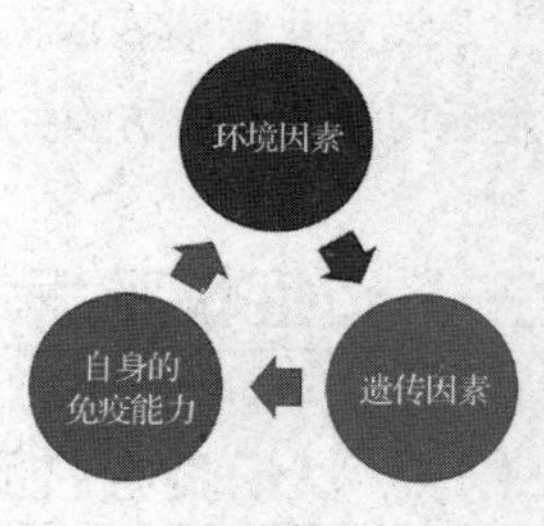

3. 溃疡性结肠炎 VS 克罗恩病

关于溃疡性结肠炎和克罗恩病，有点傻傻分不清楚，先来看两

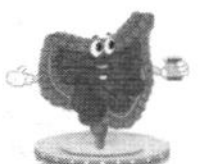

个案例吧！

案例 A

博先生 2 个月前发现自己虽然每天一次黄色成形便，但大便越来越困难，大便较以前明显变细。1 个月前开始出现间断腹痛、腹泻症状，大便黏稠带血，每天 2~3 次，每次量少，偶尔发热，最高体温 38.5℃，有里急后重感，排便后腹痛症状较排便前明显好转。一周前，博先生自觉症状较前加重，尤其排便前腹痛明显，每天黏液脓血便也增加至 6~8 次，里急后重感明显。经过医生详细的问诊、体格检查，抽血检查、大便检查，在医生的建议下还做了结肠镜检查。医生最终给予的诊断为溃疡性结肠炎。

案例 B

小蔡同学最近一个月发现自己经常腹泻、发热，每天大便次数高达 7~8 次，大便中有时还会出现暗红色血液，每次发热体温都在 38℃左右。医生仔细询问了小蔡的情况，发现差不多 1 年前，就开始每天有 2~3 次的大便，后来又出现了腹痛的症状，每次排便或排气后才能缓解，半年以来，大便次数由之前的 2~3 次 / 天增多至 7~8 次 / 天，还经常发热，面色蜡黄，精神状态不佳。进行血、便检查后，医生给他做了小肠镜，明确诊断为克罗恩病。

看完两个案例，读者朋友们肯定发出了这样的疑问：溃疡性结肠炎和克罗恩病到底有什么区别？博先生和小蔡同学的症状不是很相似吗，都是腹痛、腹泻、有发热？让我们通过下表一起了解一下两者的异同点。

溃疡性结肠炎与克罗恩病的异同点

	溃疡性结肠炎	**克罗恩病**
大便	大便中含血、脓和黏液	一般无脓血或黏液， 呈糊状或稀水状

	溃疡性结肠炎	克罗恩病
腹痛	左下腹或下腹部阵发性痉挛性绞痛	部位以右下腹常见
腹块	无	常有腹块，多见于右下腹
累及部位	仅累及结肠，偶尔累及回肠	小肠和大肠，甚至口腔至肛门各段消化道
瘘管	非常少	多见
肠梗阻	少见	多见
肛裂	少见	多见
病变分布	连续性	在肠道内呈节段性分布
肠镜可见	没有肉芽肿	一部分病人可见肉芽肿形成

医生需要详细询问病史特别是首发症状及之后的各项细节、近期的旅游情况、用药情况、有无吸烟、家人有无类似的疾病等。根据症状（每天排便的次数、大便带血的严重程度、脉搏、有无发热）、血液检查的结果、粪便检查、肠镜检查、病理结果进行综合的评估判断。其中，肠镜检查是区分两者最主要的手段，准确性可以达到85%~90%。所以，当我们被怀疑有炎症性肠病时，应积极配合医生行肠道镜检查。如果你发现自己经常腹泻超过 6 周，就需要开始警惕，去医院明确一下到底是不是普通的肠道感染。

（二）炎症性肠病的治疗

关于炎症性肠病的治疗首先需要明确一个理念：炎症性肠病是一个慢性炎症，整个治疗过程是很漫长的，而且患病的时间越长，治疗的时间也会越长。目前还没有治愈的方法，只能尽量减轻症状，延缓疾病的发作。所有的患者均没有单一通用的治疗方法，即便两

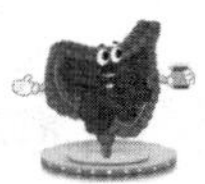

个症状完全相同、评估的严重程度病变部位也完全相同的患者采用的治疗方式也不尽一致。但是，炎症性肠病的治疗目标是相同的，主要是尽快控制患者的临床症状，促进黏膜的愈合，控制疾病的复发。

1. 炎症性肠病治疗药物

常用治疗药物有 4 类，氨基水杨酸类、糖皮质激素类、免疫抑制剂和生物制剂，此外抗菌药物也可用于并发症的治疗。益生菌类药物近年来使用频率增加，可帮助构建肠道正常菌群。

（1）氨基水杨酸制剂

氨基水杨酸是轻中度溃疡性结肠炎或轻度结肠型或回肠型克隆恩病患者的一线治疗药物，包括传统的柳氮磺砒啶（SASP）和新型的 5– 氨基水杨酸类（5-ASA）药物。可以诱导和维持溃疡性结肠炎和克隆恩病的临床缓解。

临床上常用的给药方法为口服给药（片剂、颗粒剂）和经腔道给药（灌肠剂及栓剂），两种给药方式各有利弊。口服给药，众所周知就是方便，但相比之下，腔道给药往往会给患者带来痛苦或者不便，且很有可能造成二次创伤，但是作用于局部，疗效更好。

氨基水杨酸类药物主要作用于肠道黏膜，抑制一些炎症蛋白质的合成。所有的药物到达体内后均释放出 5-ASA 发挥抗炎作用。他们是炎症性肠病治疗药物中最安全的药物。美国食品药品监督管理局批准其用于炎症性肠病活动期和缓解期。该类药物的剂量需根据临床的症状进行调整，有一个基本共识是：剂量越大，疗效也会相应越好。所以，一些病情比较严重的患者可能需要的剂量就高，而病情相对轻度的患者剂量可能就低。

SASP 与 5-ASA 临床疗效相差不大，但是不良反应 SASP 远高于 5-ASA。主要是 SASP 结构中含有磺胺成分，许多人会对磺胺成分不能耐受或者过敏，用药期间会引起过敏，身上会有红疹还可能会发热、会引起血液系统的疾病如中性粒细胞减少或缺乏症、血小板减少及再生障碍性贫血、溶血性贫血，还会损害肝脏和肾脏，引起肝功能、肾功能不全，对中枢神经系统也有毒性反应，你会表现为精神错乱、抑郁，此外，还会引起男性精子减少及不育。而且随着你使用剂量的增加，不良反应增多。

SASP 药物治疗期间，一定要多饮水，保持一定的尿量，防止结晶尿的发生；长期使用时，应同时服用碳酸氢钠片促进药物的排出，防止不良反应的发生；定期去医院检查尿常规。5-ASA 不良反应相对而言就很少见，且与你服用的药量多少有关，偶尔见到头痛、恶心、呕吐等症状。部分患者服用 5-ASA 后可能出现症状加重，尤其是服药最初的几天内，可能就是出现了过敏，这里友情提示：如果你服药后腹泻、血便的症状不减反增，不需要换用其他的同类药物，应及时地咨询医生，寻求其他的治疗药物或治疗方法。

氨基水杨酸制剂分类与特点

<table>
<tr><th colspan="3">制剂</th><th>规格</th><th>配方
诱导缓解</th><th>作用部位
维持治疗</th><th colspan="2">文献报告的应用剂量</th></tr>
<tr><td rowspan="6">口服制剂</td><td rowspan="3">前药</td><td>柳氮磺吡啶</td><td>0.25g</td><td>磺胺吡啶载体</td><td>结肠、末端回肠</td><td>4~6g/d，分次服用</td><td>2~4g/d，分次服用</td></tr>
<tr><td>奥沙拉嗪</td><td>0.25g</td><td>5-ASA 二聚体</td><td>结肠、末端回肠</td><td>3g/d，分次服用</td><td>1g/d，分次服用</td></tr>
<tr><td>巴柳氮</td><td>0.75g</td><td>氨苯基丙氨酸载体</td><td>结肠、末端回肠</td><td>2~6g/d，分次服用</td><td>2~6g/d，分次服用</td></tr>
<tr><td rowspan="3">美沙拉嗪缓控释制剂</td><td>艾迪莎</td><td>0.5g</td><td rowspan="3">丙烯酸树脂包裹，到达一定 pH 才释放</td><td>远端回肠和结肠</td><td>4g/d，分次服用</td><td>1.5g/d，分次服用</td></tr>
<tr><td>亚沙可</td><td>0.4g</td><td>远段回肠，结肠</td><td>2.4~4.8g/d 分次服用</td><td>0.8~4.8g/d 分次服用</td></tr>
<tr><td>莎尔福</td><td>0.25g 或 0.5g</td><td>远端空肠、回肠、结肠、</td><td>1.5~4.5g/d 分次服用</td><td>0.75~1.5g/d 分次服用</td></tr>
</table>

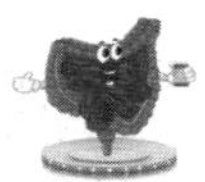

制剂			规格	配方 诱导缓解	作用部位 维持治疗	文献报告的应用剂量	
口服制剂	美沙拉嗪缓控释制剂	颇得斯安	0.25g 或 0.5g	乙基纤维素微颗粒随时间而释放	十二指肠，空肠，回肠，结肠	2~4g/d 分次服用	1.5~3g/d 分次服用
局部制剂	柳氮磺吡啶栓		0.5g		直肠	1~1.5g/d	每日或隔日睡时 0.5g
	美沙拉嗪栓		0.5g		直肠	1~1.5g/d	每日或隔日睡时 0.5g
	美沙拉嗪灌肠剂		1~4g		左侧直肠	1~4g/d	每日或隔日睡时 1g

（2）糖皮质激素

糖皮质激素主要通过调节体内的免疫系统来控制肠道的炎症表现，抗炎的效果要明显强于氨基水杨酸制剂，是炎症性肠病治疗的基石。

常用的糖皮质激素类药物如：泼尼松、泼尼松龙、氢化可的松、地塞米松等，对缓解活动期重症炎症性肠病患者疗效可靠，较其他药物奏效更快。但是糖皮质激素最主要的问题就是不良反应多：干扰水电解质的代谢，部分患者会出现面部水肿、心慌等不适，还会导致血糖升高、免疫抑制、骨质疏松等。所以激素治疗不会成为一个长期的治疗手段，在症状缓解后，需要逐渐减量直至停药。相对而言，中效类激素如泼尼松、泼尼松龙、甲泼尼龙的不良反应最少。

目前，推荐使用新型糖皮质激素药物：布地奈德。它在肠道局部浓度高，灌肠后仅有 10%~15% 的药物进入全身血液循环，因此疗效更好，不良反应更少。布地奈德也有口服制剂，但吸收后能迅速被肝脏代谢，因此全身的不良反应也很少。常见的糖皮质激素类药物见下表。

症状缓解后需逐渐减少剂量直至停药，减量过快的患者会出现头晕、头痛、关节痛甚至晕厥、意识丧失，即撤药反应。快速停药还会导致早期复发。因此每一个使用激素治疗的医生都会有一个明确的撤药理念，会及时告诉患者怎样停药。糖皮质激素价格低廉，用法比较多，可以口服、静脉、局部应用等。住院的患者一开始往往会采用静脉给药，疾病得到控制、症状缓解后，可转换为等剂量的口服给药。

常用糖皮质激素类药物

类别	药物名称	用法	等效剂量（mg）	剂量
短效	氢化可的松	静脉、灌肠	20	100~300mg，依症状调整
中效	泼尼松	口服、静脉、灌肠	5	40~60mg/d，依症状调整
	泼尼松龙	口服、静脉	5	40~60mg/d，依症状调整
	甲泼尼龙	口服、静脉	4	48mg/d，依症状调整
长效	布地奈德	口服、灌肠	-	9mg/d，缓解期维持剂量3~6mg/d

附注：等效剂量即疗效相当时的给药剂量，例：5mg 泼尼松 =20mg 氢化可的松 =4mg 甲泼尼龙

（3）免疫调节剂

免疫调节剂适用于激素依赖或者无效者，以及激素诱导缓解后的维持治疗。代表药物为硫唑嘌呤、6- 巯基嘌呤。硫嘌呤类制剂我们常见的是用于白血病的治疗，但是在较低的剂量下它还能够作用于淋巴系统发挥控制炎症的作用，因此可用于炎症性的病的治疗。这一类药起效比较慢，需要 3~6 个月才能发挥免疫抑制的作用，所以，开始的时候均需要合并其他用药来控制患者的症状。用药剂量个体差异大，存在明显的量效关系，剂量不足达不到缓解临床症状

的效果，剂量太大不良反应的风险提高。临床上主要根据疗效和不良反应调整剂量。约 10% 的患者会发生短期的副作用，主要包括发热（可高达 39℃）、皮疹、关节痛等过敏反应，一般在用药的 3~4 周发生，一旦发生，建议患者尽量不要再用同一类药物。免疫抑制剂长期使用的不良反应为骨髓抑制，以服药 3 个月内常见，少量的患者发生在服药一年及以上。开始服药的第一个月，需要每周监测血细胞，之后每月进行复查，半年后可适当延长复查的间隔，但不能停止；开始治疗的 3 个月应每月复查肝功能。国外的指南推荐用基因指导个体化用药，建议患者在使用硫唑嘌呤前进行硫嘌呤甲基转移酶（TPMT）基因检测，根据基因检测的结果调整药物及药物的剂量。总体而言，与激素类药物不同，免疫抑制剂仅仅作用于部分免疫系统，而激素类作用于整个免疫系统，所以不良反应较轻，比激素类更安全。

免疫抑制剂

药物名称	用 法	剂 量
硫唑嘌呤	口 服	1.5~2.5mg/kg/d，根据疗效和不良反应调整剂量
6- 巯基嘌呤	口 服	0.75~1.5mg/kg/d，根据疗效和不良反应调整剂量

（4）生物制剂

生物制剂适用于激素及上述免疫调节剂治疗无效或激素依赖或不能耐受上述药物治疗时。代表药物英夫利昔单抗。生物制剂是一类新的药物，不同于以往的化学合成物质，它是一种蛋白质，发挥作用主要依赖于抗原抗体反应（类似于某些疫苗的作用），抑制体内的特定蛋白质减轻炎症反应。这类药物起效迅速，但是一旦开始使用就必须长期持续使用，因为停药后再次使用有可能无效。不能口服，在胃酸的环境下会分解而失活，目前的生物制剂只能静脉或肌肉注射。静脉输注 5mg/kg，然后在首次给药后的第 2 周、第 6 周及以后每隔 8 周各给予一次相同的剂量，首次、第 2 周、第 6 周作为诱导缓解，随后每隔 8 周作为维持缓解。临床反应欠佳时，可以考虑调整剂量至 10mg/kg。生物制剂的不良反应较多，对皮肤、中枢、胃肠道等全身的系统都有一定的影响，影响机体的免疫监测功能，增加肿瘤的发生率。这一类药物制作困难，所以价格普遍昂贵。加上上述的特点，一般医生会作为最后的选择，用于治疗症状严重的患者。

（5）其他药物

肠道内细菌感染与炎症性肠病也有关系，细菌的过度生长会加剧疾病的恶化。常用的抗生素有：甲硝唑、奥硝唑、替硝唑、环丙沙星。甲硝唑能对抗厌氧菌破坏肠黏膜的作用，特别是一些肛周脓肿的患者，但长期应用副作用较多。近年来用得较多的是环丙沙星。此外，肠道益生菌在炎症性肠病的治疗中也有积极的作用，可以考虑选用一些含有乳酸杆菌、双歧杆菌的制剂。

2. 两类疾病在治疗上有什么不同

明确为溃疡性结肠炎或者克罗恩病后，临床医生需要全面评估疾病的类型、活动程度、病变范围，制定合适的给药方案。根据病情都分为活动期和缓解期，活动期又根据严重程度分为轻、中、重度，药物治疗需根据病情而变化。

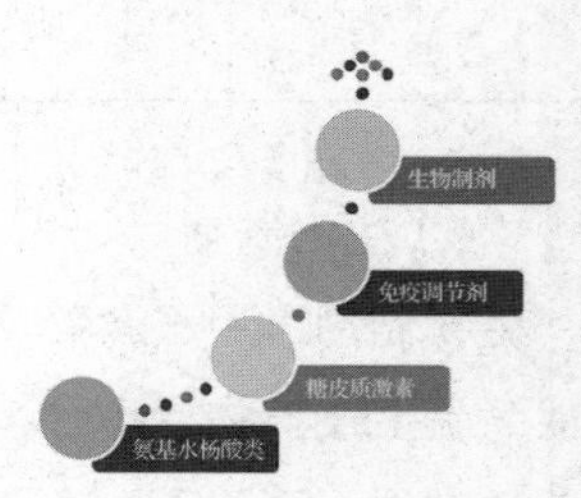

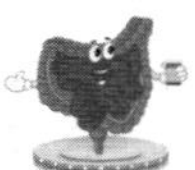

溃疡性结肠炎和克罗恩病分期治疗比较

		溃疡性结肠炎	克罗恩病
活动期	轻度	SASP 或 5-ASA	病变局限于结肠者可选用SASP，小肠型需选用5-ASA和糖皮质激素。
	中度	对 SASP 或 5-ASA 反应不佳者，加用糖皮质激素	糖皮质激素为首选
	重度	糖皮质激素、免疫调节剂（AZA、6-MP、CsA）、生物制剂、手术治疗	糖皮质激素、免疫调节剂（AZA、6-MP、CsA）、生物制剂、手术治疗
缓解期		除糖皮质激素外，其他药物都可以用于维持治疗	除糖皮质激素外，其他药物都可以用于维持治疗

附注：SASP，柳氮磺吡啶；5-ASA，5-氨基水杨酸；AZA，硫唑嘌呤；6-MP，6-巯基嘌呤；CsA，环孢素。

通过上述表格，我们可以看到溃疡性结肠炎和克罗恩病所用药物基本相似，治疗目的也相同；对患者的症状及黏膜炎症进行诱导缓解，并通过维持治疗，改善生活质量。尽管如此，两类疾病还是存在一些差异和需要注意的事项：

（1）前面提到，克罗恩病的病变部位较广，小肠和大肠，甚至口腔至肛门各段消化道都可累及，而溃疡性结肠炎则主要集中在结肠。柳氮磺吡啶发挥药效主要在结肠部位，所以，非结肠型克罗恩病，需要选用 5-ASA 制剂。根据克罗恩病病变部位的不同，可以参考氨基水杨酸制剂分类特点表中不同氨基水杨酸制剂作用部位来选择。

（2）因为病变部位的不同，重症溃疡性结肠炎患者，在切除全结肠后，可以得到治愈；而重症克罗恩病患者，即使切除病变肠段，也存在复发倾向。

（3）糖皮质激素是治疗和诱导克罗恩病缓解，作用最快、疗效最好的药物。然而，在克罗恩病患者中，激素依赖、激素抵抗的患者，明显较溃疡性结肠炎增多，因此，治疗时需要增加AZA、6-MP等免疫抑制剂。

（4）对于克罗恩病的治疗，相比溃疡性结肠炎，药物的疗效相对较差，所需疗程更长。

（三）炎症性肠病的复发

该疾病的复发率非常高，100个确诊的患者中70个人会复发。到底是什么原因会引起疾病的复发呢？目前认为主要原因如下：（1）用药依从性不佳。患者自行减量、漏服、停药，大多数病人觉得自己症状好转不进行肠镜复查就开始减量、停药，一些患者由于经济负担不起而停药，毕竟免疫抑制剂、生物制剂比普通的降压药降糖药贵出几十倍，还有一些患者因为治疗药物的不良反应难以长期维持治疗；（2）并发感染。尤其是肠道感染后复发率非常高，上呼吸道感染、尿路感染等也会诱发；（3）饮食。炎症性肠病的患者需要长期严格控制饮食，不干净、不规律、不节制都会引起的疾病的复发；（4）其他原因如工作压力大、心理压力大、精神紧张、刺激等。

许多溃疡性结肠炎的患者认为症状控制了，腹泻好了，黏液脓血便也没有了，就觉得没有必要再服药了。根据经验，确实有极少数患者第一次发作停药后不复发了也有几十年复发一次的，但是绝大部分患者的症状都会重新来过，据统计溃疡性结肠炎的患者每年

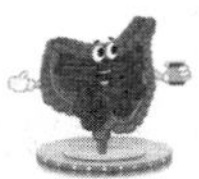

都会复发5次以上，所以，需要像高血压、糖尿病一样进行维持治疗。

维持期的药物选择一般根据你缓解症状时的用药情况来定。糖皮质激素因为长期治疗存在的潜在严重不良反应，不作为维持治疗药物。其他急性期的药物，如氨基水杨酸制剂、免疫调节剂、生物制剂等都可以用于维持期的治疗。

很多患者会疑惑，我一直都没有复发，要维持治疗多久呢？目前的临床证据还不能给出明确的答案。一般来说，氨基水杨酸维持治疗一般3~5年或更长。对于用免疫调节剂或生物制剂维持治疗的疗程更不可能有答案，请根据专科医生的判断来决定。

（四）如何进行自我管理？

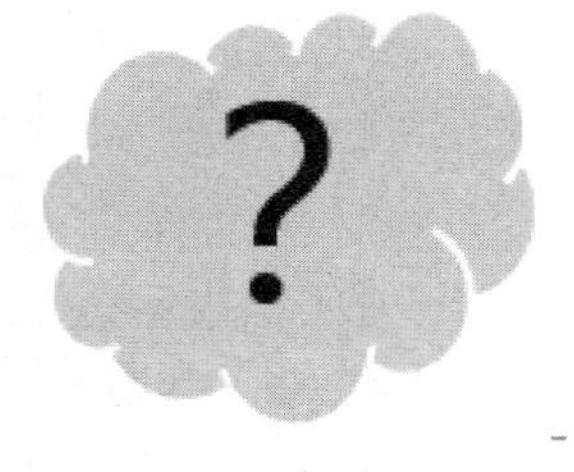

炎症性肠病患者随着时间的延长，发生结肠癌、直肠癌的概率也远远高于正常人。在美国，正常人结直肠癌的发生率每10万人群中约33人，而炎症性肠病患者中提高到60人，约为普通人群的2倍。而且从患病10年到患病30年，结直肠癌的患病风险也从2%增加至20%。上面的这些数字看起来很可怕，但是结直肠癌是可以预防的，关键是积极进行自我管理。

1. 饮食的管理

炎症性肠病的患者不一定消瘦，但普遍存在营养不良。食物中的营养主要通过小肠进行吸收，肠病发作的时候，肠道吸收营养的能力大大降低，尤其是克罗恩病，病变部位主要发生在小肠部位。对于炎症性肠病的患者，饮食管理是自我管理最难的部分。在临床工作中，患者咨询的最多的也是“药师，我们能吃什么不能吃什么？”。可以用非常复杂来形容，分为急性活动期的饮食、病情好转期的饮食、脱离活动期的饮食、缓解期的饮食。所以必须根据患者的病情进行合适的指导。

急性活动期的饮食：尽量采用流质，避免膳食纤维的摄入。可以选择米汤、蒸蛋、果泥、菜泥、鱼肉、瘦肉等低纤维、高蛋白的食物。

病情好转期的饮食：可以增加少量的膳食纤维，如面包、蛋糕、玉米片、豌豆、扁豆等。

脱离活动期的饮食：为了保证足够的营养，促进肠道的修复。可以谨慎尝试少量乳制品，坚持避免摄入大量的纤维。

缓解期的饮食：逐渐过渡到正常饮食。

总的原则：

（1）做好饮食笔记。记录食物、量、摄入时间、反应等，有助于发现什么能吃，什么应尽量避免。

（2）少食多餐，营养均衡。不能一次性摄入太多食物，会加重胃肠道的负担。

（3）避免高脂肪、高纤维食物。高脂肪往往会引起吸收不良，吃多了刺激胃肠道，加重腹胀腹泻的症状。烹饪时尽量选择橄榄油、菜籽油。芹菜、玉米、白薯等高纤维食物会刺激肠道，减慢黏膜的愈合。补充大量的水分，促进纤维的排出。

（4）补充热量和优质蛋白。炎症性肠病的患者长期腹泻营养不良，应循序渐进地给予高热量和高蛋白的食品。

2. 健康的生活方式

（1）调整心态，需要树立和炎症性肠病长期共处的信心，相信自我管理可以控制复发、延长缓解期的时间。多与家人、朋友交流。

（2）养成良好的生活习惯，保证充足的睡眠，减少疲劳。

（3）戒烟。尤其是克罗恩病的患者，必须戒烟。

（4）加强体育锻炼，可以选择游泳、爬山、骑自行车等有氧运动。

保持充沛的体力，提高自身抗病的能力。

（五）炎症性肠病患者经常碰到的困惑

1. 吃药很烦，能做手术根除吗?

在治疗过程中，约 70%~75% 克隆恩病患者始终面临着手术缓解症状的问题，但手术治疗不能治愈疾病，接受多次手术的概率相当常见。约 25%~30% 溃疡性结肠炎患者需手术治疗，但溃疡性结肠炎的外科切除结肠被认为是治愈性治疗。

2. 我是老年炎症性肠病患者，用药和年轻人一样吗?

老年患者的特点是健康和身体机能逐渐下降，同时合并疾病多，也导致服用的药物越来越多。

在治疗炎症性肠病的几大类药物中，氨基水杨酸的耐受性较好，可以和年轻人一样使用。糖皮质激素短期使用，老年人容易产生的失眠、情绪不稳定等不良反应发生概率增加，长期使用可能会导致严重的安全问题，包括增加高血糖、白内障、骨质疏松和无菌性关节坏死等疾病患病风险。免疫制剂中的硫唑嘌呤和 6– 巯基嘌呤老年人耐受性良好，但随着年龄增加，淋巴瘤风险也会增加。生物制剂如英夫利昔单抗目前认为疗效和安全性没有差异，但证据不够充分。

另一方面，老年人还会因其他疾病的需要使用药物，而有些药物是可能会导致炎症性肠病复发，比如因为冠心病而服用的阿司匹林，因关节炎而服用的双氯芬酸等。即使是服用遵医嘱的正常剂量也能导致症状复发。

因此，告诉医生你正在服用的所有药物，让医生来决定服用哪些药物、怎样服用是最明智的选择。

3. 我女儿 7 岁，确诊为溃疡性结肠炎，她可以和大人用一样的药吗?

儿童和青少年炎症性肠病与成年人肠病的治疗目标是一致的，均为控制活动性炎症，防止并发症的发生。药物治疗的有效性方面，无论是氨基水杨酸类、糖皮质激素类、免疫抑制剂、生物制剂等药物都是和成年人一样有效的。不同的是，由于儿童和青少年尚未完全发育为成年人，各个器官不成熟，在用药物治疗时需特别注意药物不良反应的发生。

使用免疫抑制的儿童很容易发生感染，而学校是传染源的集散地，传染性疾病很容易在学生之间相互传染。除了提醒孩子经常洗手以及养成其他防止感染的好习惯，还应该给孩子接种流感疫苗，但不能是活疫苗，以防止疫苗在体内过度繁殖而致病。

氨基水杨酸类药物中，柳氮磺吡啶、美沙拉嗪 2 岁以下儿童禁止使用，2 岁以上按药品说明书推荐剂量使用。奥沙拉嗪和巴柳氮钠没有儿童使用经验。

生物制剂可用于治疗重度克隆恩病儿童，该类药物治疗反应性较高，可以避免激素的使用，但是使用该类药物需要长期坚持，目前治疗的儿童来看，有罕见的淋巴瘤发生可能。

4. 我正在接受糖皮质激素治疗，但最近老是失眠，是药物的原因吗?

失眠、精神兴奋的确是糖皮质激素类药物容易引起的不良反应，如果排除了其他造成失眠的原因，可以认为失眠是激素引起的。

虽然我们炎症性肠病患者的病变部位在肠道，但使用激素治疗的时候，是采取的全身给药的方法，所以激素也会对身体其他部位产生影响。中枢神经系统有激素作用的受体分布，激素可以减少脑内 γ – 氨基丁酸的浓度，这个成分是个抑制性递质，会让人产生平静的感觉，而激素减少抑制性递质的浓度后，中枢兴奋性提高，同

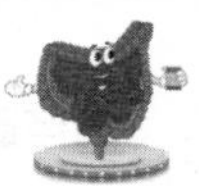

时大脑电兴奋的阈值降低，表现出的症状就是失眠、兴奋。

出现明显的失眠等症状，应该及时告诉医生，医生会采取适当的措施减少这种情况。

5. 我能有孩子吗?

目前研究显示，缓解期的炎症性肠病患者，无论是溃疡性结肠炎还是克隆恩病，女性怀孕的概率和无此病的患者无明显差异。但处于疾病活动期的妇女，怀孕概率会有所下降。

男性患者，如果使用的是柳氮磺吡啶来控制炎症，可发生暂时性的男性不育症。柳氮磺胺吡啶片所含有磺胺类成分会减少男性精子生成数量，从而造成不育。但是这种改变是可逆的，一般停药 4 个月即可消除药物的影响，而且停药对睾丸、附性器官不产生病理性改变，停药也不影响血清中激素水平。当然疾病症状的控制也可以换用对生精数量没有影响的 5- 氨基水杨酸类药物。

6. 宝宝会和我一样得炎症性肠病吗?

炎症性肠病妇女的宝宝患炎症性肠病的可能性是有的，但不是绝对会发生。研究表明，父母双方有一方患病，那么后代患病的可能性约 9%，如果父母双方都患病的话，那么后代患病的概率大大增加，达 36%。前面我们讲过炎症性肠病的发病原因之一是遗传，显示有家族聚集性现象，但仅部分炎症性肠病患者有阳性家族史，所以炎症性肠病是有家族史但非遗传性疾病。目前的医学水平，无法预测后代是否会从父母一方遗传该疾病，如果孩子确诊患有炎症性肠病，也没有人能推断疾病是什么时候开始的。

7. 我能给宝宝喂奶吗?

就炎症性肠病本身来讲，患病妇女对婴儿进行哺乳不会造成妇女疾病进展。有少量报道认为母乳喂养可能推迟儿童炎症性肠病发病年龄，而且母乳喂养有利于肠道菌群形成，尤其是双歧杆菌。

但如果哺乳妇女正在服用药物，那么不同药物对婴儿的影响是不同的，需要区别对待。如是服用的是激素和美沙拉嗪制剂，药物危险性低，可以母乳喂养；如果服用的是硫唑嘌呤或6-巯基嘌呤，不鼓励母乳喂养；如果使用的是抗菌药物或生物制剂，建议不要进行母乳喂养；如果使用的是甲氨蝶呤，由于药物毒性，不能进行母乳喂养。

最终是否进行母乳喂养取决于患者的意愿和医生的综合考虑。

8. 为什么我总是这么瘦?

通俗地讲，炎症性肠病就是肠道发炎了，而我们主要依靠肠道来获取营养物质，肠道发炎，消化食物和吸收营养的能力下降，特别是有些病情严重的患者还存在肠道狭窄，食物难以通过，加剧了营养吸收困难；而另一方面，肠道发炎的时候，身体对营养的需求却增加了，增加营养才能尽快修复受损的肠道。发炎的肠道虽然仍可以工作，但工作的能力下降了，所以，炎症性肠病患者往往都比较瘦。

瘦弱往往让人担心出现营养不良，除了我们前面讲到的平常生活中需要谨慎的饮食注意事项外，入院治疗时医生也会对每个患者做营养评估，然后制定营养治疗方案。在治疗疾病需要的时候会给予肠内营养或肠外营养治疗，肠外营养只能在医院里完成，而肠内营养有时候也会让患者带回家继续服用，下表是一些常见的肠内营养制剂。

常见的肠内营养制剂

分类	商品名	主要特点与作用
氨基酸型	维沃	预消化氨基酸制剂，无渣，粪便排出量少，不需消化液或极少消化液便可吸收。

分类	商品名	主要特点与作用
短肽型	百普力 / 百普素	混悬液或粉剂，所含蛋白质为蛋白水解物，容易被机体吸收利用，几乎完全吸收，低渣，需少量消化液吸收，排粪便量少；不含乳糖，可避免乳糖不耐受引起的腹泻和脂肪代谢障碍等问题
整蛋白型	安素、瑞素、瑞代等	蛋白质来源于酪蛋白和大豆蛋白，为动植物双蛋白质来源，提供完善的人体必需氨基酸，具有高密度的生物营养价值，但需经消化而吸收，消化功能受损，不能使用。

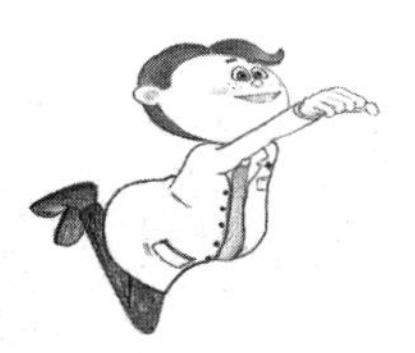

药师给你提个醒

1. 如果你经常腹痛、腹泻，建议去医院明确是否为一般的肠道感染。

2. 药物治疗效果不明显时，不要自行换用其他药物；症状好转时也不要轻易减量或者停药，关于药物的选择、疗程请根据专科医生的意见来决定。

3. 炎症性肠病是一个慢性疾病，需要长期甚至终身服药，积极配合医生的治疗并进行自我管理。

第四章 胃肠道的亲密小伙伴

一 胆囊——苦尽甘来总是春

昨天体检做了个B超，说我胆囊壁粗糙增厚，
咋回事啊？

嘿嘿，平常你总是不吃早饭，当心胆囊给你颜色看

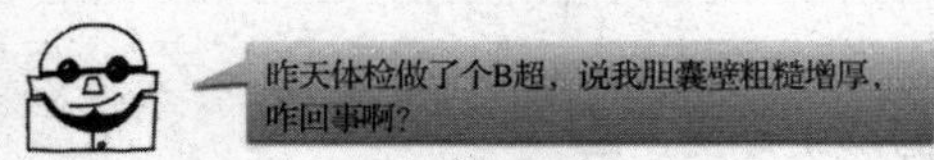

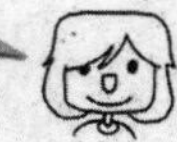

说到胆囊，立即会让人联想到呕吐时呕出的又苦又涩的胆汁，所以胆囊也有“苦胆”的别称。可别尽记得胆囊的苦，它的作用可不是一点点，胆囊功能正常，你的世界都是春天，胆囊功能异常，你可能要进入冬天了。

（一）胆囊的功能

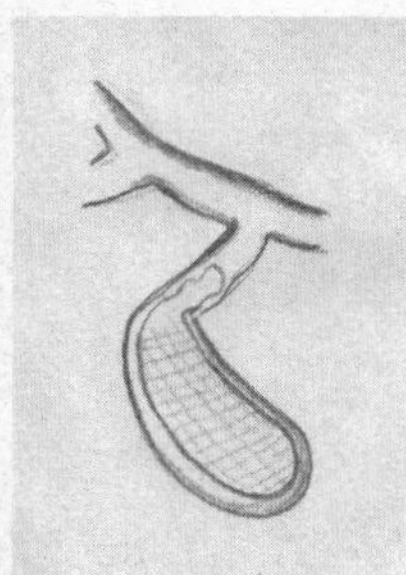

胆囊具有贮存、浓缩、排除胆汁的作用，肝细胞每天不间断地生成和分泌胆汁，大部分胆汁流入肝脏下面的胆囊并被贮存。人类进食后，尤其进食脂肪性食物，胆囊发生节律性的收缩，将贮存的胆汁经胆总管排入十二指肠。

胆汁为透明略微黏稠的液体，呈黄褐色或金

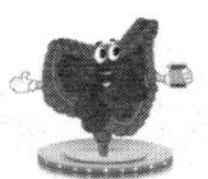

黄色，pH 为 7.8~8.6。胆汁中 97% 是水，水里溶解有许多物质，包括能帮助脂肪消化和吸收的胆汁酸，肝脏的排泄物胆红素，钠、钾、钙等电解质，还有胆固醇、磷酸盐和碳酸盐等无机物。正常成人每天分泌 600~1000ml 的胆汁。如果没有胆汁，每天摄入的食物中，40% 的脂肪将不被人体的肠道消化吸收，而随粪便排出。胆汁中的胆盐能使脂肪成为极小的微滴，有利于脂肪的分解和吸收，磷脂能促进胆固醇溶解，使胆汁保持液体状态。

人在剧烈呕吐时，会出现黄绿色带苦味的液体，即为胆汁。正常情况下胆汁是无菌的。当胆管被结石或肿瘤阻塞或身体过于肥胖或神经内分泌调节障碍时，胆汁不能顺利流入肠道，胆汁反流入血，其中胆红素会引起皮肤和巩膜变黄，胆汁酸引起皮肤的瘙痒，胆汁滞留在胆囊内，胆囊浓缩胆汁使胆汁中的胆盐浓度增高刺激胆囊粘膜发炎，肠道中的细菌逆行使得胆囊发生感染。

（二）胆囊炎与胆石症

胆囊炎是较常见的疾病，在我国发病率较高。慢性胆囊炎可由结石、化学刺激、急性胆囊炎反复发作所致的胆囊慢性炎症性病变，其中 90% 以上是由结石引起的。结石会造成胆汁排出不畅，胆汁在胆囊内浓缩，浓缩后的胆盐对胆囊壁粘膜产生化学刺激，同时结石本身对胆囊壁粘膜产生机械性刺激，二者的反复刺激最终导致胆囊壁的慢性炎症、瘢痕形成和胆囊功能障碍。

慢性胆囊炎病人多数可表现为如右上腹部闷胀不适、隐痛，上腹灼热、恶心和厌油腻食物等类似消化不良症状。当胆囊内结石恰巧落入胆囊管或胆总管发生嵌顿时，可出现慢性胆囊炎的急性发作，表现为右上腹或中上腹难以忍受的绞痛，称之为胆绞痛，同时常伴有恶心、呕吐症状。

胆石症是指在胆囊或胆管任何部位发生结石的疾病，分为胆囊结石和胆管结石。结石按照化学成分的不同分为：胆固醇结石，成分以胆固醇为主，好发于胆囊内；胆色素结石，成分以胆色素为主，好发于胆管内。混合性结石，由胆红素、胆固醇、钙盐等多种成分组成。胆结石形成的原因较复杂，主要为肥胖导致胆汁中胆固醇含量过高、胆道感染、胆囊内胆汁淤积等。

胆囊结石发作时常有脂肪餐、剧烈运动等诱发因素，从而出现典型的胆绞痛症状。肝外胆管梗阻病人可出现右上腹或剑突下阵发性绞痛，伴恶心、呕吐、寒战高热，体温高达 39~40℃；还会有明显的黄疸出现。

胆石症与慢性胆囊炎是对孪生兄妹，胆石症病人常伴有胆囊炎，而胆囊炎病人多有胆石症，二者常伴随存在。

1. 如何预防胆石症和胆囊炎呢?

（1）吃好早餐，远离胆结石

不吃早餐，使得胆汁在胆囊内停留时间太长，同时空腹时胆汁分泌减少，胆酸含量随之减少，导致胆汁中胆固醇处于过饱和状态，从而形成结晶，长期如此易形成胆结石。所以养成吃好早餐的习惯，可促进胆汁流出，降低一夜所贮存胆汁的黏滞度，远离胆结石。

（2） 全素餐，要不得

长期只吃素食，影响胆汁的分泌与浓缩，容易造成胆汁过分浓缩淤积，从而导致和加速胆石的形成。所以无论是正常人还是胆石症及慢性胆囊炎病人，都不宜长期完全吃素食。

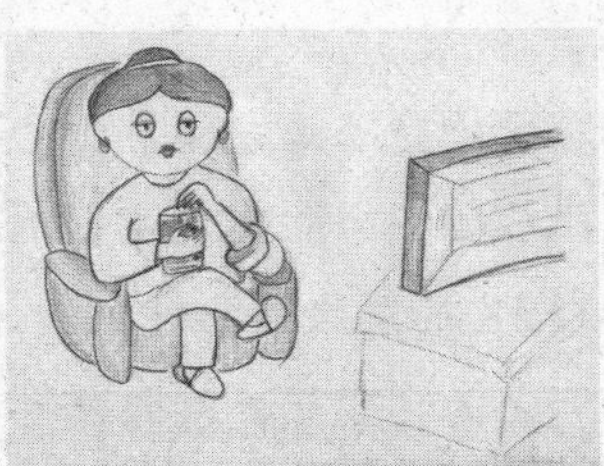

（3）中年人，保护好你的胆

中年人由于工作、生活环境、自身

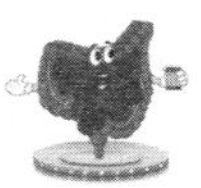

机体的改变导致机体不同程度的神经调节和代谢障碍，影响胆囊的正常收缩和舒张，滞留在胆囊内的胆汁经过浓缩，胆盐浓度增高刺激胆囊粘膜发炎。尤其以中年女性的发病率明显高于男性。不运动，爱静坐，喜欢饭后坐着吃零食以及肥胖都是导致发生结石的危险因素。人到中年健康的生活习惯才能真正护好自己的胆！

（三）胆囊炎、胆石症的药物治疗

胆囊炎和胆石症的治疗分手术和非手术治疗，各种治疗手段的选择需要依赖于患者症状、胆石情况、胆囊功能、患者全身情况等诸多因素综合考虑和选择。

内科保守治疗药物主要包括解痉、利胆、抗感染及溶石等药物。

（1）止痛神器——解痉药

胆囊炎和胆结石的主要症状是胆绞痛，饱餐、进食油腻食物后胆囊收缩，胆汁流动，带动结石移动，如果结石卡在胆囊壶腹部或颈部，导致胆汁受阻排不出去，胆囊内压力升高，胆囊强力收缩就会发生绞痛，这也是结石病人最痛苦不堪的时候。解痉药，如山莨菪碱，代号 654-2，可以快速缓解胃肠道、胆管、胰管引起的绞痛，可以改善血管痉挛和栓塞引起的循环障碍，从而迅速缓解疼痛。山莨菪碱有注射剂型，可以肌注也可以静脉滴注，起效快，不负“止痛神器”的美誉。不过山莨菪碱也有缺点，由于对输尿管也有解痉作用，因此可能引起尿潴留，所以有前列腺炎的老年患者不能使用，以免加重排尿困难。山莨菪碱还会升高眼压，所以既往有青光眼病史的患者也不能使用。这类患者需要使用阿片类镇痛药物哌替啶。

（2）预防全身感染能手——抗菌药物

胆囊炎、胆石症的急性发作期，常伴有胆道梗阻，解除梗阻是关键，胆管减压是基础，控制细菌感染也很重要。因为胆道梗阻、胆汁排泄不畅时，会连累与之相通的肠道粘膜水肿，肠道屏障功能下降，肠道内的细菌会趁机进入血液循环，并侵犯平常没有细菌存在的胆囊和胆道，从而引发感染，这时候就是抗菌药物大显身手的好时机了。一般，我们需要选择能够覆盖革兰阴性杆菌及厌氧菌的强有力的抗菌药物，采用静脉给药方式，迅速达到杀菌浓度，不仅帮助杀灭胆道内的细菌，更要预防全身的细菌感染，如不及时治疗，一旦变成败血症等严重感染，那可就危险了。

（3）非手术治疗的秘密武器——利胆药

对伴有胆石者应行胆囊切除术。对未伴结石、症状较轻且胆囊还有一定功能的患者，或者年老体弱不能耐受手术的患者，可以先实施利胆治疗。硫酸镁是个经典利胆老药，口服后进入十二指肠，刺激十二指肠分泌缩胆囊素，反射性引起胆总管括约肌松弛，促进胆道小结石排出。桂美酸也具有显著而持久的利胆作用，还兼具促进血中胆固醇分解排出，因此利胆同时还降了血脂。中成药消炎利胆片、舒胆片也具有利胆功能，但是单次服药的量比西药大得多。

（4）传说中的溶石药物真的有效吗?

胆囊有石头，有人就想能不能用药物把石头溶解了排出去呢，这样省得上手术台挨一刀了。真有这种药物吗?

溶石药物，还真有。但首先要明确你胆结石的性质。胆结石按化学组成成分不同分为三类，胆固醇结石、胆色素结石和混合性结石。胆固醇结石的主要成分以胆固醇为主，主要位于胆囊内；胆色素结石含胆色素为主，主要存在于胆管内；混合性结石由胆红素、胆固醇、钙盐等多种成分混合而成，胆囊、胆管都可能存在。

溶石药物是指熊去氧胆酸和鹅去氧胆酸两兄弟，他们能降低胆固醇在胆汁中的相对浓度，促进胆固醇从结石表面溶解。另外，两

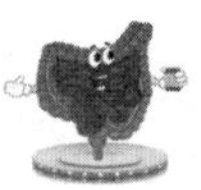

兄弟还能抑制肠道吸收胆固醇，这样进入胆汁中的胆固醇量减少，形成胆固醇结石的可能性明显下降了。说到这里，很明白了，溶石药物只能溶解胆固醇结石，对胆色素结石无效，对混合性结石不能全部起效，所以能不能用溶石药物，还得看你自己了。

【药师有话说】

溶石药物必须在医生药师的指导下使用，用药必须持之以恒，因为溶石疗程很长，至少需要半年；服药如果有效，为了防止复发，治疗成功后还要小剂量维持一段时间再停药；服药期间，还要按要求定期复查 B 超、胆囊造影等检查，若治疗超过 1 年无效，说明溶石治疗无效，应考虑其他方法；服药期间还需要饮食配合，要吃低脂、低胆固醇、多纤维素的食物；溶石药物最常见的不良反应是腹泻、肝功能异常，需要请医生处理。

（四）胆囊炎、胆石症的饮食高招

1. 是素还是荤，你吃对了吗?

合理的饮食，可以使很多胆囊炎、胆石症的患者减少发病率，减轻症状，提高生活质量。饮食原则宜：低脂肪、低胆固醇；少吃多餐、定时定量。大量脂肪摄入会刺激胆囊收缩，诱发胆绞痛。但并不意味着就完全素食，少量脂肪能刺激胆囊收缩，利于胆囊排空。每日保证蛋白质的供应，肉类宜选择鸡肉、鱼虾、精瘦肉等脂肪含量较低的优质蛋白。蛋类宜食用蛋白，蛋黄胆固醇含量较高应慎用。以淀粉为主的复合碳水化合物对胆囊的刺激较脂肪和蛋白质弱，如米饭、面类等，可充分摄取，以获得足够的能量。保证丰富的新鲜蔬菜水果，以获得维生素及膳食纤维。烹调油宜选择植物油，如葵花籽油、玉米油、豆油等，每日食用量控制在 20g 左右。饮食宜清淡少油，避免辛辣刺激，忌烟酒，严格限制甜食。慎用全脂乳制品、肥肉、动物内脏、鱼子、蟹黄、蛋黄及动物油。

2. 急性发作期，管好你的嘴

慢性胆囊炎、胆石症急性发作期应卧床休息、禁饮食，可饮水，让胆囊得到充分休息，而脂肪类食物会促进胆囊收缩排出胆汁。疼痛缓解后，可逐渐由低脂流质饮食，过渡至低脂半流饮食，低脂流质包括米汤、藕粉等，低脂半流有如软面条、稠米粥等。

3. 胆囊切除术后，饮食有讲究

胆囊具有储存、浓缩、排泄胆汁的作用，胆囊切除后，便失去了这个功能。机体在术后早期对脂肪的消化作用大大减弱，尤其是短时间内食用较多量的脂肪类食物，会出现腹胀、腹泻及消化不良等症状。因此术后的 2~3 个月内应限制脂肪类食物的摄入，尤其是一次不能摄入太多动物性脂肪，包括肥肉、荤汤、动物内脏、坚果及油炸食物等以及高热量的“快餐食品”。坚持每餐半饱，每天 5–6 餐，减慢进餐速度，如此以减轻消化系统的负担。食物内容可以是低脂半流或低脂软食，如粥类、面条、蛋清、去脂牛奶等。烹饪以清蒸、水煮为主，食用油宜选择橄榄油、芝麻油、豆油等植物性油。食物中脂肪含量应逐渐增加，使身体有一个逐渐适应过程。饮食宜逐渐增加优质蛋白的摄入，例如鱼、虾、瘦肉等，同时荤素搭配，新鲜的蔬菜水果富含维生素和矿物质，有助于改善代谢紊乱。粗粮如玉米、小米、甘薯、荞麦等富含膳食纤维，可减少胆固醇形成，减少脂肪和糖类吸收，促进胆汁排泄，减少形成胆结石的机会，同时膳食纤维能刺激肠蠕动，有利于通便，促使肠道内有害物质尽快排出，防止大量细菌逆行感染。

一般 3 个月后机体在经过这段时间的适应代偿后，连接肝脏与小肠的胆总管逐渐伸展扩大，代替胆囊储存胆汁的功能，如消化功

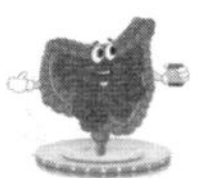

能无异常，根据自身情况可逐渐恢复至正常饮食。

术后的半年内进食含油脂食物可能出现腹泻，如大便次数每日2~3次属于正常现象，半年后会逐渐好转。发生腹泻的原因较为复杂，其中胆囊切除后肠道内菌群紊乱是导致腹泻的原因之一，如有大便次数增多可补充肠道活菌制剂或进食富含益生菌的乳酸饮料以缓解症状。忌烟、酒、辛辣刺激性食物。

总而言之，培养良好的生活、饮食习惯，保持低脂肪、低胆固醇、高蛋白、高维生素的饮食原则，适量运动，对胆囊炎、胆石症有着积极的防治意义。

二、肝脏——心肝宝贝就是我

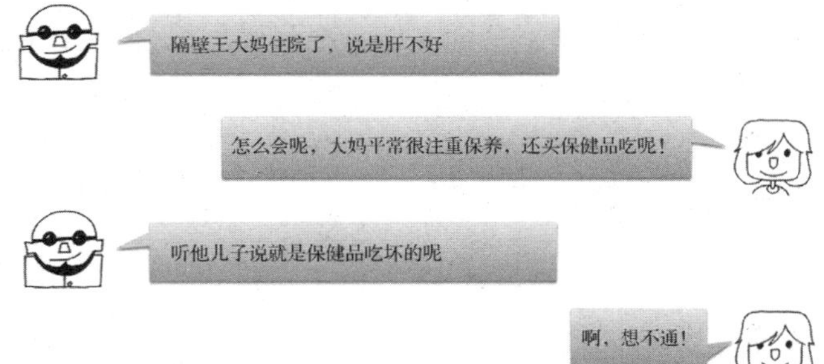

（一）肝脏的居住地址

肝脏位于人体右上腹部，和胃肠是近邻，长得有点像一顶歪戴在胃上方的小帽子。发育成熟后只有1200~1600g，却在人体内发挥着不可替代的作用，“化学加工

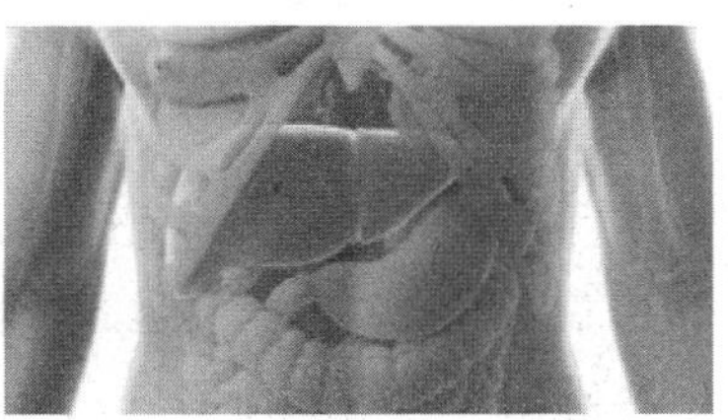

厂”、“新陈代谢中心”、“解毒大师”等都是人们对肝脏的爱称。

（二）肝脏的作用

肝脏个子不小，但功能更强大。肝脏产生胆汁，通过胆管送到胆囊中蓄存下来，人体一开始进食，胆囊便会自动收缩，将胆汁排入十二指肠中，帮助人体吸收脂质和脂溶性维生素。肝脏有强大的转化功能，作为人体最大的消化腺，发挥营养转化的作用。小肠吸收的营养物质经肝脏加工后变成可供人体利用的养分。多余的养分还可以被肝脏以糖原形式储存起来。肝脏具有解毒功能，人体新陈代谢中产生的垃圾废物经过肝脏处理变成无毒或毒性变小且易于溶解的物质，才能排出体外。肝脏对凝血和免疫功能也要重要影响，人体内有 12 种凝血因子，其中 4 种是在肝脏这里合成的。另外，肝脏还掌管着大量巨噬细胞，发挥免疫作用。

（三）肝脏的敌人

肝脏功能强大，但也有脆弱的一面，最怕的敌人是病毒，甲乙丙丁戊病毒，还有未明确的病毒，据说总共二十多种呢，病毒性肝炎常常令人谈之色变。除了外来侵略者病毒，还有人的一些坏习惯，也会让肝脏受到伤害，比如爱喝酒，常常喝醉，酒精只有 10% 经胃肠排出，90% 都进入肝脏，酒精代谢过程中产生的乙醇、乙醛都具有直接刺激、损害肝细胞的毒性作用，能使肝细胞发生脂肪变性、甚至坏死，酒精性肝病就是这么来的，干杯、干杯，成了肝悲。吃太多脂肪含量高的食物也是个坏毛病，有的人还吃出了大肚子。肝脏是脂肪代谢的中心枢纽，脂肪的合成、释放、脂肪酸分解、酮体

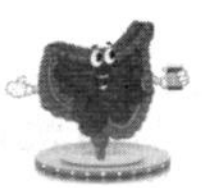

生成与氧化、胆固醇与磷脂的合成、脂蛋白转运等都是在肝脏完成的。但是脂肪摄入太多，肝细胞会被堵塞，无法进行营养交换与转运，最终缺血死亡。

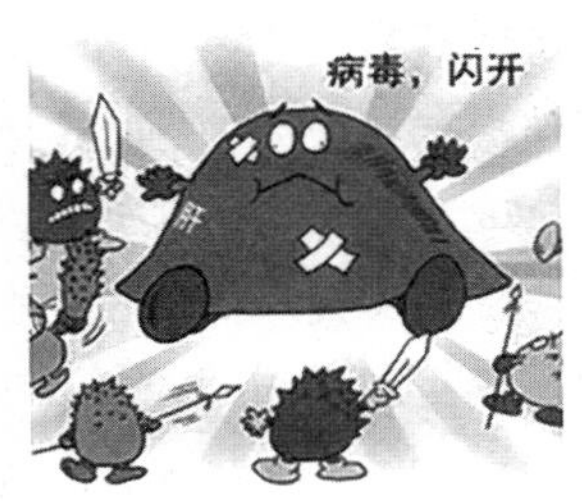

最后一个坏习惯是乱吃药，有的人生病不看医生，也不咨询药师，自己买药吃，却不知道药物除了有治病的作用，还有副作用，一不小心吃坏了肝脏，原来疾病没治好，还得了药源性肝病，今天我们就来重点聊聊这个病。

（四）药物性肝病，喜欢赖上谁?

药物性肝病是指药物或其代谢产物引起的肝损害。当前人类正暴露于 6 万种以上化学物质的威胁中，已明确有上千种药物可引起肝损害，并且药物名单在逐年扩展中，名单包括药品、保健品和中草药。药物性肝损害成为越来越突出的健康问题。

1. 一老一少易中招

老年人随着年龄的增长，肝脏生物转化功能相应降低，肝细胞数目减少，肝血流量下降，肝微粒体酶活性下降，多种因素夹杂，按正常剂量使用的药物也有造成肝脏损害的可能。儿童呢，恰好相反，因为年龄偏小，肝脏未完全发育成熟，代谢功能不足，肝微粒体酶活性降低，忽视生理、生化功能特点直接给药，即使减少剂量仍可能造成肝损害。

2. 合并用药多易中招

有些人患多种疾病，需要服用多种药物控制病情。多种药物共用时，药物之间产生相互作用，竞争或抑制药物代谢酶的作用位点，导致药物的代谢进程改变，增加了药物的肝毒性。比如抗结核药物利福平和异烟肼，联合使用这两种药物比单用异烟肼产生毒性更早，能提示肝损的一种叫丙氨酸氨基转移酶的酶水平也会更高。

3. 女性受青睐易中招

在两个大规模的研究中，61%~66% 药物性肝损发生于女性，约为男性的 1.5 倍。根据健康与营养普查结果，这种性别差异出现在 20 岁以后。女性在生活中比较敏感，也可能对某些易致肝损害的药物，如米诺环素、甲基多巴等表现出比男性更高的敏感性，稍有风吹草动，便受了伤。一些生物制剂引起的肝损伤在女性中也更多见。

4. 认为中药无毒易中招

很多人眼里，中药特别是中草药是纯天然、无公害产品，比西药安全，可以放心大胆服用。粤菜讲究煲汤，广东人尤其喜欢在日常饮食中添加中药。可惜事实并非如此，中药并非无毒，也谈不上比西药安全。中药引起的肝损伤正逐年增多。来自美国药物性肝损伤研究网络的注册资料显示，中草药及保健品导致肝损伤的比例已增至药物性肝损伤的 20%。

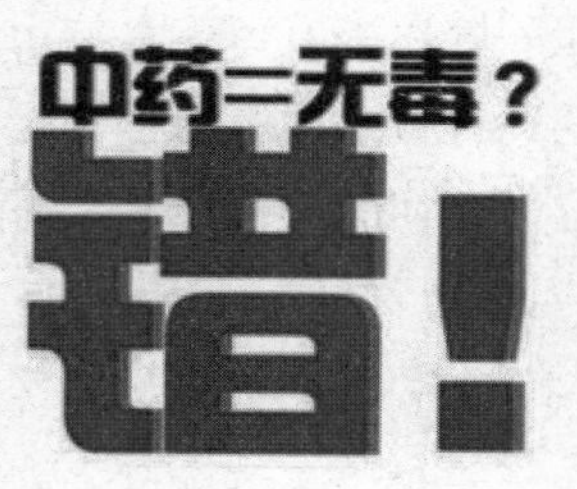

何首乌民间认为可乌发，然而现代医学研究发现何首乌所含蒽醌类成分如大黄素可引起实验动物肝损害；姜半夏，用于痰多咳嗽，桑寄生，可降压，然而长期不当或超量使用都会引起肝损伤；用于风湿性疾病的雷公藤可致中毒性肝炎，出现黄疸、肝肿大等症状；中成药壮骨关节丸、消咳片、逍遥丸、消银片、消癣宁、消石丹、天麻丸、首乌片、消咳喘、安络丸、华佗再造丸、小柴胡汤等都具有肝损害的可能，使用时均应注意。

说了这么多对肝脏的损害，都有些不敢使用药物了，其实大可

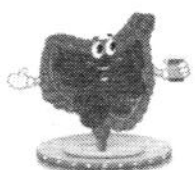

不必因噎废食、削足适履，多了解药物知识，知己知彼方能真正发挥药物治病防病的作用。下面药师就带你了解这些知识。

（五）药物都去了哪里

前面我们讲过肝脏是一座化学加工厂，这个工厂很大，有制造中心，有燃料加工分厂，还有仓库等辅助设施，进入我们体内的药物也必须接受洗礼和重新改造。药物进入人体内主要经过下图所描绘的两条通路：

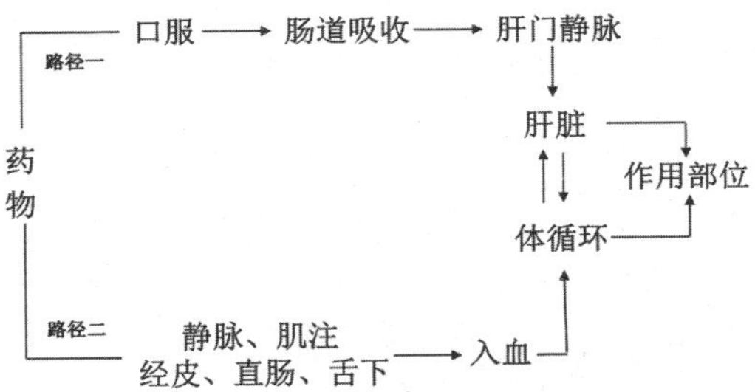

从上图可以看出，无论是口服还是非口服途径，都会经过肝脏，对于口服药物，肝脏会直接进行代谢灭活，因为“是药三分毒”，保证安全是肝脏的重要任务。经过肝脏灭活，进入体内血液循环的药物量会明显减少，毒性也会降低。经静脉、肌注等非口服方式进入体循环的药物通过肝动脉进入肝脏，肝脏有个功能单元称为肝细胞，肝细胞里面有种蛋白质叫做细胞色素 P450 酶，药物在这个酶的作用下结构发生改变，成为极性和水溶性较高而活性低的代谢物，再与葡萄糖醛酸、硫酸等基团结合通过肾脏和肠道排出体外，这样药物除了我们希望的治病作用以外，尽可能少的对身体正常脏器、组织造成毒性。

肝脏是个工厂，当然要生产加工各种各样的产品，其中肝脏合成的血浆蛋白对药物的药效有着重要的影响。进入血液到达体循环的药物会与血浆蛋白结合，不同的药物结合比例不同，这样血浆中就存在与血浆蛋白结合的结合型药物和未与血浆蛋白结合的游离型药物，而只有游离型的药物才具有药物活性发挥治病作用，结合型的药物相当于进了仓库，留着慢慢用。所以我们吃药只要一天吃个两三次，如果没有肝脏合成蛋白，一天吃个七八次，谁也受不了。

（六）药物为何会引起肝损伤

药物主要通过两种机制来造成肝损伤：

1. 药物本身毒性：药物及其中间代谢产物对肝脏的直接毒性作用，这类药物性肝损伤是剂量依赖性、可以预测的，并在动物身上可以复制出来。这种情况反而不令人害怕，因为药物上市前需要完成动物实验确定毒性状况，所以能上市被你用到的都是相对毒性低的药物；药物上市后我们国家有专门的监管部门——食品药品监督管理局负责上市后安全性的观察与监测，明确毒性后会根据毒性的大小、对人危害程度的高低决定是让药品直接撤出市场，还是修改说明书谨慎使用。

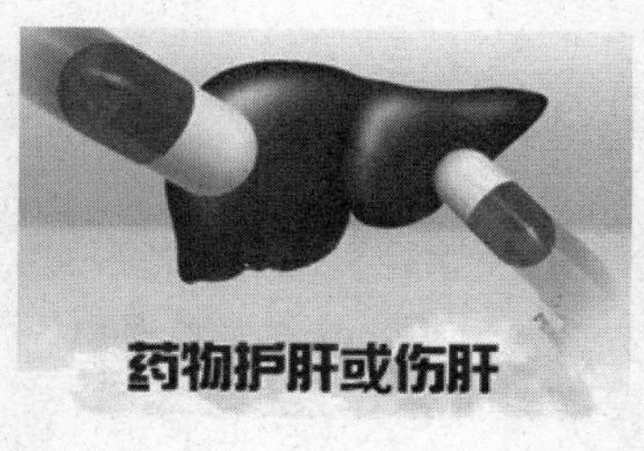

2. 机体对药物的特异质反应，就是我们平常说的过敏（免疫特异质），肝脏对这类药物特别敏感，就像火星撞地球，一碰就产生肝损伤，与用药剂量和疗程没有相关性。还好，此种肝脏损伤仅发生在个别或少数人身上，对大多数人是安全的。这种肝损伤具不可

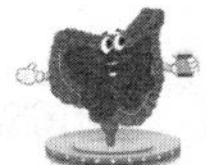

预测性，在实验动物模型上也常无法复制出来。

（七）肝脏生病对药物的影响

肝脏是一个非常有效率的工业场所，各部门相互协调有条不紊地工作着。但当它受到病毒、自身免疫、药物等的有害攻击，发生损害时，肝脏的工作能力下降，完成的工作也会大打折扣。

比如肝硬化失代偿期，出现并发症门静脉高压，为了减轻压力，多余的血液会自动发掘岔路，形成许多交通支，交通支开放后，血流方向改变，本来流向肝脏的血液直接流向了心脏。侧支循环接受了大量来自肠道的血液，血液中带有大量吸收的药物，没有经过肝脏灭活直接进入体循环，到达体内的药物数量增多，药效增强，但药物的毒副作用也大大增加了。

病毒性肝炎急性期或严重的肝脏疾病时，肝脏合成能力下降，生产的白蛋白数目减少，就相当于仓库容量变小了，进入肝脏的药物大部分只能进入血液循环，作用明显增强，治疗安全范围窄的药物就有引起用药风险的可能。

此外，肝脏中肝药酶活性降低、胆汁清除能力的下降，都会影响药效。如果我们按照正常的剂量给药，将超出肝脏的工作能力范围，使得体内活性药物量明显增多，不良反应增加。

（八）得了药物性肝病怎么办？

1. 揪出真凶

肝功能损伤如果考虑为药物相关，要尽量排查出是哪个药物引起的，因为只有找到真凶，你才能避免再次使用这个药物，避免再次让肝脏受伤。化学结构相似或同一类的药物之间有交叉毒性反应，对一个药物过敏，对所有同类药物都有过敏的可能。所以确认主犯药品非常重要。找到凶手药品有四个方法：（1）用药时间是否与肝损伤发生有密切关联；（2）药品说明书是否有肝损伤发生的相关记录；（3）停药后肝损伤症状改善或消失；（4）再次用药肝损伤症状重复出现。

2. 药物治疗

虽然药物是导致肝损伤的罪魁祸首，但治疗仍需要药物来帮忙，这就是大名鼎鼎的保肝药，让它们都来亮亮相吧：

（1）抗氧化高手——N- 乙酰半胱氨酸

化妆品广告里总会提到一个词“抗氧化”，有抗氧化功能的化妆品总是神奇万分，在美女演员的演绎下具有美容养颜、重返青春的作用，因而备受欢迎。肝功能损伤的修复也需要具有抗氧化功能的药物，N- 乙酰半胱氨酸就是这样一位高手，它可促进反应性代谢产物的清除，生成保护性物质前体，阻止肝损伤发生，它还可作为谷胱甘肽的前体或通过增加硫酸盐结合解毒已形成的反应性代谢物，还有改善促进肝内血液微循环的作用。有个感冒常用药物叫对乙酰氨基酚，过量中毒的最主要症状就是肝损伤，N- 乙酰半胱氨酸就是它的特效解毒药。

（2）提供高端武器弹药——还原型谷胱甘肽、葡醛内酯、硫普罗宁

此类护肝药物可以为肝脏提供对抗药物性肝损伤的武器弹药——巯基或葡萄糖醛酸，巯基是一种活性基团，具有还原性，可以抑制或减少毒性物质自由基的产生，保护肝细胞免受损害；葡萄糖醛酸，身先士卒，勇于牺牲，直接与肝内或肠内含有羟基、羧基和氨基的有毒物质及药物结合而促使其排出，解除危险警报；同时

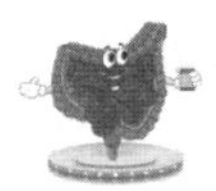

还能降低肝淀粉酶的活性，阻止糖原分解，使肝糖原增加。这两样物质增强肝脏的氧化、还原、水解、合成等一系列化学反应，将有毒物质转变成易溶于水的化合物，并通过尿和胆汁排泄出体外，从而减轻有害物质对肝脏的持续损害。

（3）抗炎护肝药物——甘草酸制剂

甘草酸制剂，与“百草之王”甘草有亲戚关系吗？还真有一点，甘草的主要成分也是甘草酸。甘草酸具有和人体肾上腺皮质产生的激素醛固酮有相似的作用，可以减轻肝脏的非特异性炎症，保护肝细胞膜，改善肝功能。但是，这类药物具有激素样作用，大量服用也会产生激素样的不良反应，比如升高血压，所以不能自行随意服用。

（4）肝细胞膜保护剂——多烯磷脂酰胆碱

磷脂是细胞膜的重要组成部分，肝细胞在受到致病因子攻击时，膜的稳定性受到破坏，最终导致肝细胞破裂坏死。多烯磷脂酰胆碱在化学结构上与重要的内源性磷脂一致，它们主要进入肝细胞，并以完整的分子与肝细胞膜及细胞器膜相结合，补充外源性磷脂成分，增加细胞膜的流动性，对肝细胞的再生和重构具有非常重要的作用。

（5）基础代谢类药物——维生素类

主要是各种水溶性维生素，如维生素 C、复合维生素 B（含维生素 B_1、维生素 B_2、维生素 B_6、烟酰胺、泛酸钙）、维生素 E。维生素 C 具有可逆的还原性，在体内形成单独的还原系统，起到递氢作用，参与氧化还原反应，减轻肝细胞的脂肪变性、促进肝细胞再生及肝糖原合成。复合维生素 B 是糖代谢、组织呼吸，脂质代谢、蛋白质代谢所需辅酶的重要组成成分。维生素 E 有促进肝细胞再生作用。所以多吃新鲜水果蔬菜对减轻肝脏损伤是有好处的。

（6）利胆护肝药物——腺苷蛋氨酸、熊去氧胆酸

人们总说肝胆相照，此话颇有道理，肝脏和胆囊也的确是唇齿

相依的关系。肝脏受损后，胆汁的生成、排泄都会受影响，如果能改善胆汁分泌，促进胆汁排出，当然也能反过来改善肝功能。腺苷蛋氨酸和熊去氧胆酸就是具有这种功能的药物。

（7）中药制剂——水飞蓟素、齐墩果酸、茵栀黄制剂

中药上了导致肝损伤的黑名单，但只是部分，还有一些中药对肝病的治疗是有其独到之处的，其有效提取物在临床上应用非常广泛。水飞蓟素是从菊科植物水飞蓟果实中提取的一种总黄酮，由3种不同的同分异构体水飞蓟宾、水飞蓟宁、水飞蓟丁组成，是目前公认的具有保肝作用的天然活性成分，其主要的作用机理是清除氧自由基，抗脂质过氧化，对中毒性肝炎，酒精性肝病，代谢性脂肪肝有治疗效果。齐墩果酸：是从青叶胆、女贞子中提取，具有保肝降酶纠正蛋白异常代谢作用。

（8）重在预防

最重要的事放在最后说，药物性肝病重在预防，只有需要的时候才使用药物，不可滥用。应该尽量避免同时使用多种药物，加重肝脏负担不说，多种药物之间还可能会相互影响，产生不是我们治病需要的作用；用药之前，建议仔细阅读一下说明书，了解一些药物与肝损伤关系的说明，避免不必要的服药；服用药物时，一定不能同时饮酒，或用酒类饮品送服药物，因为酒精本身伤肝还会加强药物作用。

为了您的健康请戒烟限酒

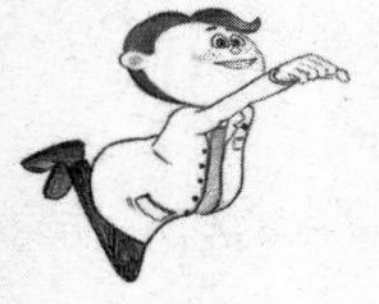

药师给你提个醒

1. 肝脏强大的背后需要细心呵护，药物伤肝很常见。

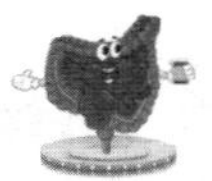

2. 药物性肝病重在预防，不乱用药，包括不乱用保健品、中草药。

3. 得了药物性肝病也不用怕，治疗的药物很多，针对症状选用对应药物，可以尽快缓解肝损伤。

三、胰腺——小个头 大作用

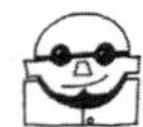

对门老张急性胰腺炎住院了，好不容易捡条命回来

据说发作时剧痛无比，太可怕了

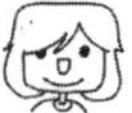

（一）谁是胰腺？

相比于胃肠道，胰腺这个貌似不起眼的长条形器官总是悄无声息、不动声色，静静呆在腹腔深处，胰腺的前面是胃，后面是脊柱，胰头位置较低，被十二指肠环绕，胰尾相对较高，靠近脾脏。

胰腺个头小，但作用强大，既有外分泌功能也有内分泌功能。简单来讲，外分泌就是消化食物的功能，吃了食物，靠什么来消化呢，胰腺就上场了，它能分泌含多种消化酶（胰酶）的消化液，消化液经胰管进入十二指肠和小肠。胰腺分泌的消化液是机体最重要的消化液，彻底分解食物中各种成分，包括各种蛋白质、脂肪、碳水化合物。内分泌呢，就是胰腺分泌的激素，胰腺能分泌胰高血糖素和胰岛素等激素调控血糖高低，人们常听说的胰岛素，便来源于此。

（二）“吃”出来的急性胰腺炎

如果去问那些住院的急性胰腺炎病人入院前都吃过什么东西？他们十有八九会告诉你发病前有酗酒、大量进食油腻食物的经历。的确，暴饮暴食很容易诱发急性胰腺炎，除了酒精直接对胰腺的损伤，大量喝酒吃肉会增加胰腺分泌，蛋白浓度增高，导致胰腺分泌的管道堵塞，诱使胰酶“提前”激活，在胰腺内部就发挥“消化”作用，引发严重炎症反应，形成胰腺炎。

除了暴饮暴食，胆结石和高脂血症也是急性胰腺炎的重要发病原因，这两个原因也和“吃”有密切的联系。本身有胆结石的患者，突然吃得太饱、摄入太多脂肪，胃部就会释放信号，促使消化脂肪的胆汁大量分泌应急，胆汁流动性增加，带动原有的结石运动，极易发生结石卡在胆囊管和胆总管的情况，引发胰腺炎。高脂血症导致的胰腺炎主要是与高甘油三酯有关，外源性甘油三酯来自于食物，消化、吸收后机体能量来源，高脂饮食，血液黏滞度增加，胰腺循环障碍，过多的甘油三酯也会被分解成为细胞毒性的游离脂肪酸，引起胰腺炎。

因此，用餐要坚持管住嘴，清淡饮食，餐后可以适当运动，如散散步。如果餐后突然出现无法忍受的持续性腹痛，很可能与急性胰腺炎有关，还是赶紧去医院吧。

（三）药物会导致急性胰腺炎吗？

虽然药物看上去与胰腺风马牛不相关，但药物也可以引起急性胰腺炎，称为药物性胰腺炎，发病率很低，大约占全部胰腺炎的0.1%~2%。

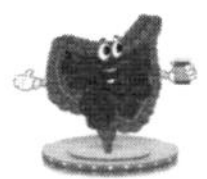

第一次报告药物引起的急性胰腺炎是在1955年，报告的药物是糖皮质激素，目前已发现有80多种药物与胰腺炎相关，有些药物，如硫唑嘌呤、磺胺类、噻嗪类有详细的不良反应案例发表。

药物引起胰腺炎的原因比较复杂，有些还尚不明确，可能的原因有：

（1）药物本身对胰腺具有毒性，作用于胰腺细胞或促进胰液分泌，黏稠度增加，出现胰腺循环障碍。

（2）胰腺因为药物出现过敏反应，导致胰腺本身充血、水肿，释放炎性物质。

（3）药物可引起高血脂，进而促发高脂血症胰腺炎。

（4）某些药物可使胰腺与十二指肠相通处的肌肉痉挛，胆汁反流入胰腺，激活胰酶，诱发胰腺炎。

可能引起药物性胰腺炎的常见药物有：

类 别	药物举例
免疫调节剂	5-氨基水杨酸、硫唑嘌呤、6-巯基嘌呤
利尿剂	呋塞米、氢氯噻嗪
抗菌药物	异烟肼、强力霉素、米诺霉素、红霉素、头孢曲松
抗风湿药物	布洛芬、塞来昔布
调酯药物	辛伐他汀、阿托伐他汀钙
抑酸药物	西咪替丁、法莫替丁、兰索拉唑、奥美拉唑、埃索美拉唑
降压药物	贝那普利、卡托普利、依那普利、赖诺普利
乙肝治疗药物	拉米夫定
抗艾滋病药物	去羟肌苷、奈非那韦、利托那韦

如果你恰好正在服用上表中的药物，是不是要害怕的立即停用呢？大可不必，首先，可能引起胰腺炎的药物服用剂量与胰腺炎发

生没有关系，也就是说服多服少一个样；其次，药物性胰腺炎一般发生在最初服用药物的两个月以内，几乎没有更长时间发生胰腺炎的报道，所以如果你用药超过了2个月，那也可略略安下心，发生急性胰腺炎的概率已明显下降。

确诊为药物性胰腺炎也不用太害怕，在医院里医生会给予及时有效的治疗，但你一定要搞清楚是哪个药物造成的，以后再也不能服用这个药物了。

（四）疼痛难忍的胰腺炎能用镇痛药物吗?

疼痛难忍，当然要用镇痛药啰，美国大兵出门打仗都会随身携带吗啡，遇到受伤，立即注射吗啡，缓解疼痛，缓解心理压力。

止痛药物种类很多，只要出现疼痛可以随便用吗？当然不行，对于胰腺炎病人，使用不当不仅不能镇痛，反而加重病情。

胰腺炎分为急性胰腺炎和慢性胰腺炎，两者都会引起疼痛，特别是急性胰腺炎，95%的病人典型症状是突然发作的剧烈腹痛，如刀割样，呈持续性，病人往往通过蜷曲身体来缓解疼痛。慢性胰腺炎呢，也会引起疼痛，但疼痛可能是间歇性或慢性，持续几小时到几天，随疾病进展，腹痛还会日趋增加。

很明显，急性胰腺炎疼痛更加剧烈，能用镇痛药物吗？这要先研究一下引发急性胰腺炎疼痛的原因。急性胰腺炎发生时，胰腺的急性水肿、炎症刺激会造成疼痛；胰腺的炎性渗出液刺激毗邻的腹膜和腹膜后组织，产生局限性腹膜炎会引起疼痛；胰腺炎症累及肠道，引起麻痹性肠梗阻也会引起疼痛。所以采取抑制胰酶分泌、减少胰酶合成、抗感染等综合治疗措施可改善症状、缓解病情、促进胰腺恢复，同时达到止痛的目的。多数病人通过此治疗措施3天左

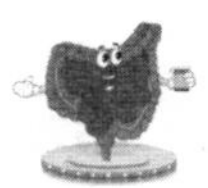

右即可逐渐止痛。对于一些疼痛明显不缓解的重症胰腺炎患者，为防止因疼痛造成休克，可肌肉注射具有强效镇痛作用的阿片类药物哌替啶止痛，为什么不选用镇痛效果 10 倍于哌替啶的吗啡呢，因为吗啡可增加胰腺与十二指肠交界处的 Oddi 括约肌压力，导致胆、胰液排泄不畅，加重病情，此外，吗啡还有止泻作用，加重胰腺炎患者腹胀，所以急性胰腺炎患者禁用吗啡。

疼痛也是慢性胰腺炎患者就诊的主要原因，但不是像急性胰腺炎一样的剧痛，它的疼痛程度轻重不一，严重者需要用麻醉剂才能缓解，选择镇痛药物要有不同侧重，针对不同镇痛要求选择合适的药物。

帮助缓解疼痛——可选用非镇痛药物，如胰酶制剂，改善外分泌不全，改善消化吸收功能障碍，即可改善疼痛状况。

疼痛初始治疗——可选择非甾体抗炎药物，这类药物通过抑制前列腺素的合成而发挥中等程度的镇痛作用，如双氯芬酸钠。

非甾体抗炎药物效果不佳——这时候可选用弱阿片类药物，如曲马多，止痛效果显著，并且引起的胃肠道不良反应也比较小。

弱阿片类效果不佳时——可选强阿片类药物，如吗啡。但这类药物长期服用有成瘾性，会导致痛觉过敏，加重疼痛症状。

建议慢性胰腺炎患者在医生指导下服用药物，万不可盲目乱服镇痛药，特别是吗啡类强效镇痛药物，一旦出现成瘾性，处理非常麻烦。

药师给你提个醒

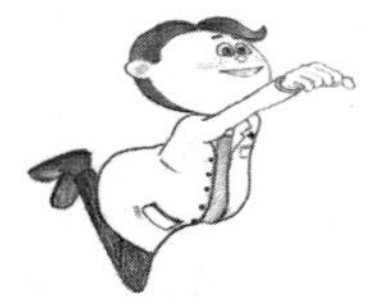

1. 胰腺炎有急性和慢性之分，严重的急性胰腺炎可能会危及生命。

2. 胰腺炎都会导致不同程度的疼痛，所以疼痛治疗不可或缺。

3. 根据患者不同情况选择不同的药物，注意药物使用的注意事项。

四、黄疸——不仅仅是肝病

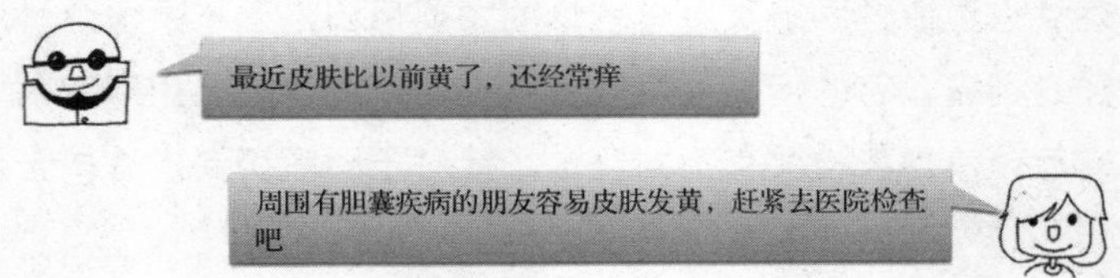

“黄色”是从哪里来的?

黄疸并不是单独的一种疾病，而是一种症状，与肝脏、胆囊疾病联系紧密，但也有可能是血液系统疾病，甚至可能是药物引起的，所以单独给大家聊一聊。

如果发现自己的皮肤、眼白或者指甲盖里都同时有变黄的迹象，这可能就是黄疸。黄疸是因为血液中胆红素浓度异常升高，虽然胆红素是人体红细胞分泌的一种色素，但若胆红素代谢或排泄出现异常，这种色素就会沉积在巩膜、皮肤、粘膜和其他身体组织，所以这些部位容易被染成黄色。

哪些疾病容易导致黄疸呢?

根据胆红素在人体内发生障碍的不同阶段，黄疸的病因和机制也不同，肝脏大家比较熟悉，根据与肝脏的关系分为以下几类：

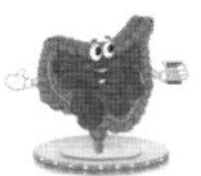

	黄疸病因	主要疾病
肝前原因	血红细胞的过度破坏（溶血）	溶血性贫血，疟疾， 葡萄糖 -6- 磷酸脱氢酶（G6PD）， 药物或其他有毒物质， 自身免疫性疾病
肝脏原因	肝细胞损害，导致异常的胆红素代谢和 / 或排泄	急性或慢性肝炎（通常为病毒性肝炎、酒精性肝炎） 肝硬化，肝癌 药物或其他毒素， Crigler-Najjar 综合征， 自身免疫性疾病， Gilbert 综合征，
肝后原因	结合胆红素以胆汁的形式从肝脏进入肠内的正常代谢和排泄发生了障碍	胆结石， 癌症（胰腺癌、胆囊癌、胆管癌）， 胆管狭窄，胆管炎， 胰腺炎， 寄生虫　（例如肝吸虫、胆道蛔虫）

以上这些疾病都可能导致黄疸，所以黄疸不仅仅是“黄”，更是疾病的先兆，如果不及时采取措施，甚至会导致更严重的后果。

（一）有了黄疸怎么办

黄疸是一种症状，出现黄疸应首先查明原因，根据不同疾病特点采取对因治疗和对症治疗的方法，有时候还需要采取一些介入操作措施，比如胰腺肿瘤引起的黄疸，医生可以在内镜下置入胆汁引流管，引流胆汁，改善胆汁淤积现象。

1. 对因治疗——作用强大的糖皮质激素

肾上腺糖皮质激素作用强大，用于急性淤胆型肝炎、药物性肝病以及免疫性肝炎、肝衰竭早期患者，部分有较好的疗效，但对地中海贫血性黄疸等基本无效。常用药物有地塞米松、泼尼松。如果使用一周后黄疸没有减轻甚至有加重趋势，应马上停药。使用糖皮质激素应注意防范相关的不良反应，如电解质紊乱，诱发感染，骨质疏松，胃肠道反应等，使用期间避免劳累、感冒，避免人多拥挤的公共场所，必要时佩戴口罩，及时复查血常规、肝功能等。

影响糖皮质激素疗效的药物有很多，例如苯巴比妥、利福平、伊曲康唑、地尔硫卓阿司匹林、氢氯噻嗪等，有些药物是降低糖皮质激素的疗效，也有些是增加不良反应。葡萄柚也可能增加糖皮质激素甲泼尼龙的毒性，所以使用糖皮质激素时尽量不要与这些药物或食物一起服用。

2. 对症治疗——保肝利胆药的主场

除了对因治疗的专科用药以外，保肝利胆药在治疗黄疸的药物中也极为重要，常用的保肝利胆药有熊去氧胆酸、S– 腺苷蛋氨酸、甘草酸类制剂。

3. 所有的黄疸患者都能用熊去氧胆酸吗?

不是所有黄疸患者都适合用熊去氧胆酸。

熊去氧胆酸临床推荐应用于胆管细胞性胆汁淤积性肝病。这种胆汁酸对胆汁淤积性肝脏疾病有多种作用机制，可以保护受损胆管细胞，刺激胆汁分泌，促进疏水性胆汁酸发挥解毒作用，减少肝细胞的凋亡。但是胆道阻塞、急性胆囊炎和胆管炎、严重的肝功能减退的患者禁用。患有严重胰腺疾病、消化性溃疡和胆道结石的患者也需慎重考虑，权衡利弊。

熊去氧胆酸不良反应少，偶见过敏、便秘或腹泻等胃肠道反应、胰腺炎等。不应与熊去氧胆酸同用的药物有考来烯胺、考来替泊、含铝的抗酸药物（如铝碳酸镁）等，这些药可以在肠中与胆酸结合，影响熊去氧胆酸的吸收和疗效，不宜同用。如果必须吃这些药，需

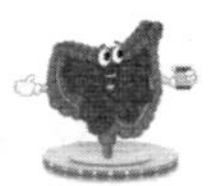

要间隔至少 2 小时。

4. S- 腺苷蛋氨酸可以用于孕妇吗?

S- 腺苷蛋氨酸可用于妊娠期和哺乳期的女性黄疸患者。这个药是天然存在于人体的活性分子，参与人体重要的生化反应，保护细胞，促进胆汁排泄等，还具有情绪调节作用，可以减缓黄疸患者郁郁寡欢等不良情绪。适用于妊娠期肝内胆汁淤积、肝硬化前和肝硬化所致肝内胆汁淤积，不良反应少，特别敏感的个体偶尔发生昼夜节律紊乱的现象。但是，有血氨增高的患者需要监测血氨水平，若需要使用必须在医生的指导和监护下确保安全用药。常用的有两种剂型：注射剂和肠溶胶囊，目前国产和进口的丁二磺酸腺苷蛋氨酸价格都比较高。

5. 肝功能异常就可以用甘草酸类制剂吗?

不是。严重低钾血症、高钠血症、心力衰竭、肾功能衰竭、重度高血压患者都禁用甘草酸类制剂。

甘草酸类制剂能保护肝细胞、改善肝功能。目前已发展到第四代，例如异甘草酸镁注射液，其说明书表明适用于慢性病毒性肝炎和急性药物性肝损伤；改善肝功能异常。常见不良反应是血钠钾电解质紊乱、过敏、胃肠道反应等，所以使用期间需定期复查血钾、血钠等电解质和血压等指标。

尤其是需要降压利尿的患者，若同时使用依他尼酸、呋塞米等噻嗪类，以及三氯甲噻嗪、氯噻酮等药物，其利尿作用可以增加异甘草酸镁的排钾作用，患者可能更容易出现血钾减少，所以需要密切观察血清钾值得变化。

6. 痒痒痒，考来烯胺和考来替泊来止痒

针对黄疸引发的瘙痒，考来烯胺和考来替泊有奇效。因为这两种药可以在小肠内与胆酸结合，形成不溶性化合物，经肠道排出，使胆酸在肠内的重吸收减少，由此降低血清中的胆酸。所以对胆酸过多而沉积于皮肤伴发瘙痒的患者特别有效。

7. 其他治疗

内科保守治疗无效的患者，可以考虑非生物型人工肝方法治疗：血浆置换、胆红素吸附、血浆滤过透析、分子吸附再循环系统等。

有些疾病可以进行手术和各种侵入性操作来改善黄疸。例如，某些胆囊结石患者可能需要进行手术。其他肝硬化／衰竭的患者可能需要进行肝移植。

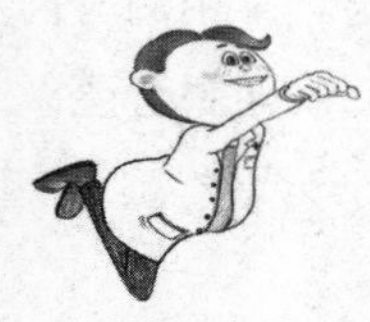

药师给你提个醒

1. 黄疸本身并不是一种疾病，而是疾病引起的胆红素升高，而引发的一种明显的症状。

2. 引发黄疸的病因不同，治疗方案也不同。

3. 减退黄疸的药物主要是护肝利胆药，但不能因为效果显著就擅自加量，否则反而加重肝肾代谢的负担，得不偿失。

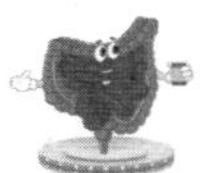

第五章 内镜检查不用怕

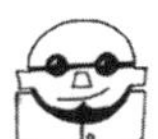

我的胃病反反复复，医生让我做个胃镜，听隔壁老张说很难受很难受，想呕呕不出，那感觉生不如死啊！怎么办？

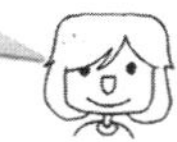

不要道听途说，每天那么多人做胃镜呢，真这么可怕，谁去做啊。别瞎想，我们听听专业人士怎么说。

一、内镜检查，医生眼和手的延长

一根细长的管子，外加一个显示器，在内镜医生熟练的操作中，就能轻松的判断胃肠道的健康状态了。这样神奇的利器是什么呢，是胃肠镜也，有了它们，医生仿佛长了透视眼，仿佛有了可延长的手，无论胃肠道多么蜿蜒曲折，无论病灶多么深藏不露，都会被——揪出。正因为胃肠镜是消化道疾病最直观、可靠的检查方法，能准确、直观的观察消化道腔内的大多数病变，因此胃肠镜也被冠以“消化道侦察兵”的美誉。

需做胃镜	不能做胃镜
□ 病情反复发作超过6个月	□ 严重心脏病：心梗、严重心衰
□ 年龄40岁以上	□ 严重肺部疾病：哮喘、呼吸衰竭不能平卧
□ 直系亲属有消化道肿瘤病史	□ 严重高血压、精神病、意识障碍不能合作者
□ 肿瘤标志物异常升高，复查也不正常	□ 食管、胃、十二指肠可能穿孔者
□ 有消瘦及消化道出血	□ 急性喉部疾病胃镜不能插入

那么，什么情况下必须做胃镜检查呢？有哪些人是不适合做胃镜的呢？

读者可以针对上图自己做个简单判断，需做胃镜的几种情况如果你占了大多数，而不能做胃镜的情况几乎没有，那您就不要犹豫了，还是勇敢地接受医生的胃镜安排吧。

那么，什么情况下需要做结肠镜检查呢？有哪些人是不适合做肠镜的呢？

通常所说的肠镜准确来讲应该是下消化道内镜检查，它包括乙状结肠镜、结肠镜和小肠镜检查，以结肠镜应用最多，可到达回盲部甚至末端回肠，可以了解部分小肠和全结肠病变。所以平常所说肠镜其实指的是下消化道内镜检查中的结肠镜检查。

需做结肠镜	不能做结肠镜
□ 不明原因的消瘦、贫血、慢性腹痛	□ 肛门、直肠炎症狭窄
□ 不明原因的慢性腹泻或便秘、便血	□ 急性重度结肠炎
□ 不明原因的低位肠梗阻	□ 急性弥散性腹膜炎
□ 肿瘤标志物升高，需寻找病灶	□ 腹腔脏器穿孔、多次腹腔手术、腹[illegible]黏连及大量腹水者
□ 炎症性肠病的诊断与随诊	□ 妊娠期妇女
□ 大肠息肉、肿瘤、出血等需做镜下治疗者	□ 严重心肺功能衰竭
□ 结肠癌家族史、>45岁常规每年一次肠镜检查	□ 精神失常、昏迷患者

与胃镜类似，读者也可以自行比对下，如果有多条符合需行结肠镜的情况，还是尽快去医院就诊吧。

目前我国对于谈之色变的癌症控制的主要策略之一是肿瘤的早诊早治，而胃肠镜筛查是发现早期消化道癌或癌前病变的最有效手段。目前我国早期消化道癌症诊断率很低，不到 10%，而我们

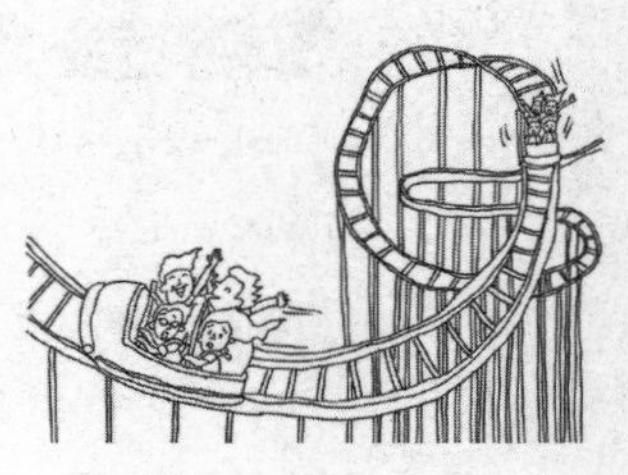

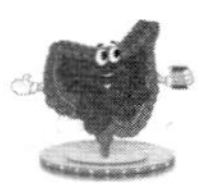

的邻国日本早期诊断率可达 60%，早发现早诊治，也使得日本消化道肿瘤患者生存期较长。所以我们每个人都应该重视机会性筛查，大胆接受胃肠镜检查。

二、内镜检查：怎样克服恐惧

内镜检查虽好，但在广大人民群众中的口碑却不好，很多人谈“镜”色变，望“镜”止步，因害怕胃肠镜检查有痛苦而犹豫不决，甚至多次拒绝医生的建议，进而延误疾病的治疗。

其实，现在的消化道内镜质量与最初的情况不可同日而语了，随着材料的不断更新，目前用的镜子较以前更细、更软、操控性更好。而内镜医生也在不断地学习和实践中内镜操作技术越来越熟练，多数病人接受胃镜检查时仅有轻度不适感，一般 5~10min 内即可完成胃镜检查，包括拍照、取活检等操作，结肠镜时间略长一点，多数 30min 内也可完成，因此多数人是可以承受的。

胃肠镜是一种侵入性检查，很多人并不了解胃肠镜到底是怎么做的，都会到达身体的哪些部位，为什么会有这样那样的难受的症状出现。其实这些都是因为不了解造成的，由于不了解、不熟悉，会对一件事物产生超乎寻常的恐惧，这也是人之常情。就像一个人去坐过山车，第一次往往是最紧张最刺激最害怕，第二次再去坐就没第一次有感觉了，也没有那么害怕了，因为你已经了解了过山车的那些起伏，知道哪里会上升哪里会下降，哪里会左拐哪里会右拐，及时的身体调整就会减少恐惧。而这个和做胃肠镜有相通之处，所以先了解清楚胃肠镜的方方面面是有必要的，也是解决恐惧的主要方法。

胃肠镜是一种能让医生看到消化道内侧粘膜的检查方法，镜子是根细长弹性管，顶端安装一个轻便的小型摄像头，摄像头能把图像传送到监视器。检查时医生会轻柔地将胃肠镜放入你的身体里，缓慢上行或下行，到达所需要的部位。根据需要可能会定时注入少量空气，使粘膜表面平坦，以便更好地观察。如果医生想采集组织样本，可以用内窥镜取得一个或多个活检样本，供以后检查用。活检将有助于区分组织是良性还是已经癌变。

除了了解胃肠镜，检查时的一些小窍门也可以帮助你减少痛苦，顺利完成检查。

(1) 放松和心无旁骛，就像禅师打坐，什么也不去想，放空自己的内心，不要有“不愿意”、“是被迫做的胃镜、肠镜”之类的想法，要认识到这是“为了自己的健康”而自愿接受的检查；

(2) 检查时保持侧卧；

(3) 眼睛一定要睁开，视线略朝下方，看大约 1 米远的地方；

(4) 胃镜的时候会有唾液流下来，不要试图吞咽下去，因为内窥镜在喉咙的部位，如果吞咽的话会导致唾液进入气管而呛着，并且吞咽动作本身也会让喉部疼痛；

(5) 呼吸方法很重要，要以腹式呼吸慢慢地吸气呼气，尽可能停顿 5 秒钟再吐气；

(6) 检查过程中医生会跟你讲话，但你不需要回答，只要听着就行，也不用点头，特别是做胃镜的时候，如果点头颔首的话，内窥镜会弄疼喉咙。

掌握这些小窍门，一定能够无泪完成检查。当然如果实在害怕，可以告诉医生，在医生的指导下选择无痛胃肠镜、胶囊内镜等检查方法。

下面就来跟你说说无痛胃肠镜、胶囊内镜和普通胃肠镜的差别：

	普通胃肠镜	**无痛胃肠镜**	**胶囊内镜**
主要用途	检查 + 治疗	检查 + 治疗	检查

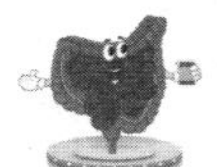

	普通胃肠镜	无痛胃肠镜	胶囊内镜
麻醉方式	咽喉局部麻醉	咽喉局部麻醉 + 静脉注射麻醉药物	无
麻醉风险	无	麻醉意外可能，需术前进行麻醉评估	无
对技术的要求	一般	较高	一般
组织活检	能	能	不能
镜下清晰度	好	好	略差
术后进食	术后 1 小时，咽部麻醉消失后可进食喝水	完全清醒后可进食饮水，以防误吸	无明显影响但需回收胶囊
费用	低	较高	贵

说了这么多胃肠镜检查方法，具体采用哪一种，需要医生和患者进行协商，要根据病情和患者意愿来决定，才能取得最好的检查效果。有时候，病情需要，还需要短期内复查胃肠镜来比较治疗效果，所以，与医生的沟通非常重要。

三、检查用药并不难服

胃肠镜检查并不是到医院就能立即做，都需要在检查前做一点准备，不仅有饮食方面的要求，还要服用一些药物，而且准备的好坏与检查结果密切相关。下面药师就带你详细了解如何做准备。

1. 胃镜检查准备：

胃镜检查时需要润滑喉部，方便内窥镜进入，常用药物是达克罗宁胶浆剂。达克罗宁使用时先振摇，在胃镜检查前服用 8~10ml，含于咽喉部，片刻后慢慢吞下，约 10~15min 可行胃镜检查。达克罗宁具有穿透性强和作用持久的特点，一般 2~10min 起效，可维持

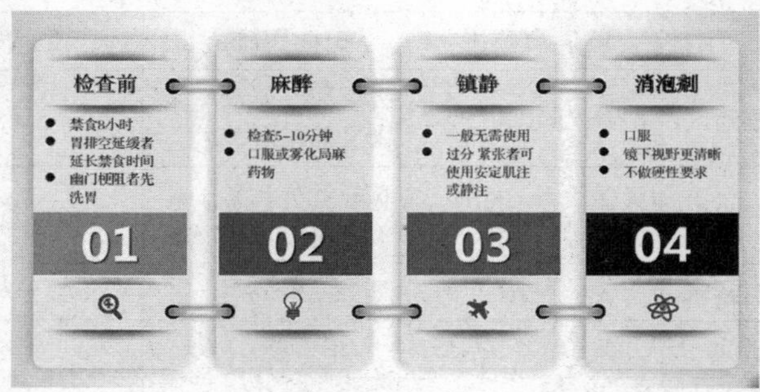

2~4 小时。所以服用后稍等片刻进行胃镜检查，可以明显减少喉头不适感。

胃镜术后一小时，咽部麻醉消失后方可进食与喝水，进食的食物可以先从柔软的食物开始，避免坚硬的食物。如果是做的无痛胃镜，需要患者在完全清醒后方可进食、饮水，以防误吸。

检查的当天除了禁食、禁饮，还要有家人陪同，尤其是进行无痛胃镜检查的患者。胃镜前，有义齿的病人需要脱下可脱卸的义齿，特别是单个可脱卸的义齿，以免呛进气管或进入食管。

2. 肠镜检查用药

相比胃镜，结肠镜检查需要做好肠道清洁的准备，这个过程要比胃镜检查前单纯的禁食要复杂一点。

肠镜前肠道准备要点：

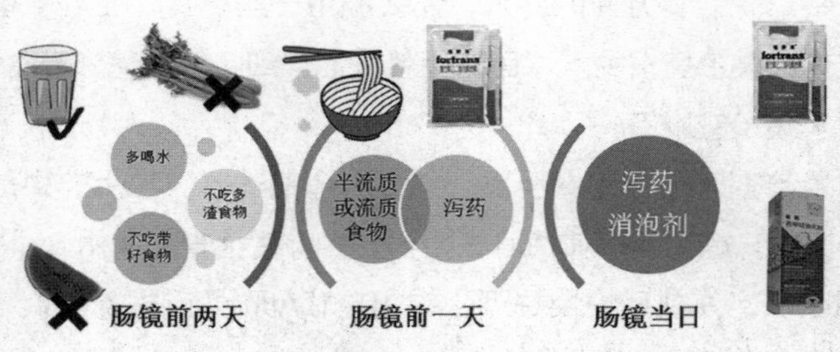

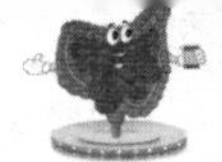

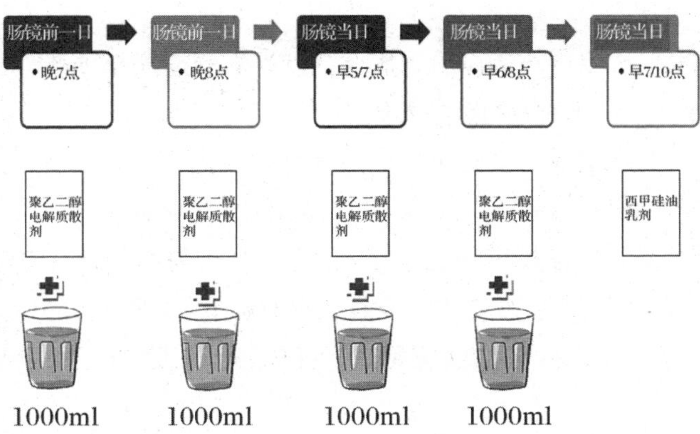

泻药服用方法

肠道准备相关注意事项：

（1）检查前两天进食粥、豆腐类易消化、残渣少的食物，禁止食用红色或多籽食物，如西瓜、西红柿、猕猴桃等，以免影响肠镜观察。

（2）检查前一天进食量应适当减少，午餐、晚餐以柔软易消化食物为主，如稀饭、烂面条等；避免海藻类、果物类、纤维素较多的蔬菜和野菜类，摄取这类食物即使经肠道准备后仍易残存在肠道内。

（3）检查前一晚，于 19:00 将一袋聚乙二醇用温开水兑成 1000ml 水溶液，并在 1 小时之内喝完；在 20:00 将第二袋药物按第一袋用法喝完。如一次性服用有困难，可每隔 10~15min 服用 200~250ml，但仍需在 1 小时内服用完 1000ml，否则清肠效果下降。

（4）检查当天，如上午做肠镜，则早上 5:00 喝第三袋，6:00 喝第四袋，用法与前两包一致。如下午做肠镜，则早上 7:00 喝第三袋，8:00 喝第四袋，用法与前两包一致。

（5）服用药物时，可下床稍微走动，但不宜离卫生间过远。年龄大，身体较弱或既往服用泻药腹泻次数较多的患者应有家属陪同，防止跌倒。

（6）服用泻药后应出现腹泻症状，若一直无排便或明显感觉腹痛腹胀，应即刻通知医务人员；

（7）肠镜前，排出便应呈清水样或淡黄色，无粪渣，为有效肠道清洁效果。

（8）为保证镜下视野清晰，. 检查当天需服用西甲硅油。如上午行肠镜，则早上 7:00，服用西甲硅油；如下午行肠镜，则上午 10:00 服用西甲硅油。服用时开瓶即服，可适当服用少量温水（10~20ml）。

（9）检查当天，手术前都不可进食，可随身备几颗无色水果糖。

（10）检查时，需要家属陪同，宜穿宽松衣裤。

（11）既往服用降压药、降糖药、激素等药物的患者，需询问医生服用肠镜药物时是否需要停用原有药物。

3. 肠道准备达标示意图

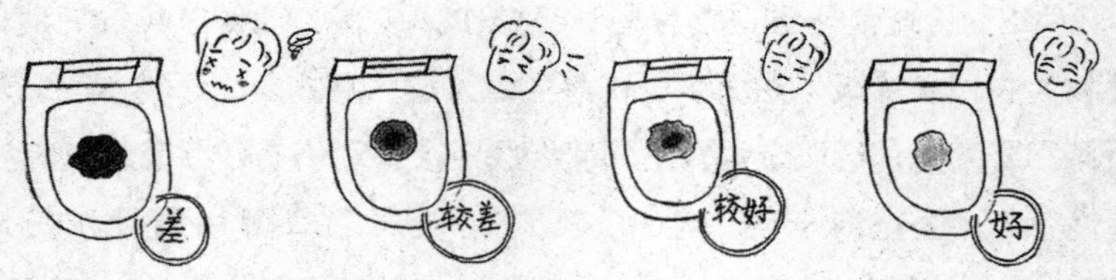

药师给你提个醒

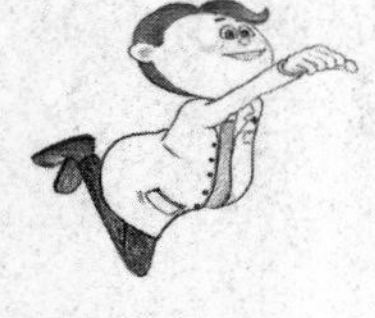

1. 内镜检查是医生诊断疾病的重要手段，可以发现消化道微小病变；当医生建议去做胃肠镜的时候，一定要克服惧怕的心理障碍，按医生要求完成检查。

2. 克服内镜检查恐惧的方法很多，检查前适当做一些了解，并

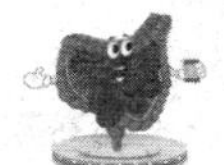

练习顺利完成检查的技巧，可帮助减少恐惧、舒适完成检查。

3. 胃镜和肠镜之前都需要服用一些药物并做一些准备，用药前仔细阅读药品说明书并按照内镜准备细则认真服用药物，可达到良好的准备要求。

第六章 胃肠道药物这么用是真的吗?

一、奥美拉唑可以预防醉酒吗?

答案是否定的。

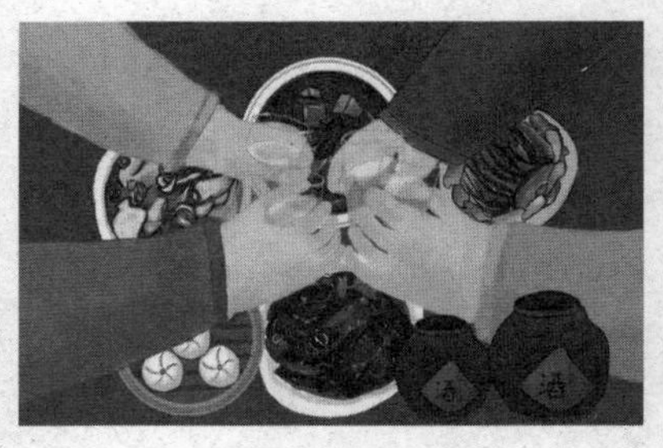

中国是一个有着独特酒文化的误解国家，在各种喜庆、重大的节日，都需要饮酒助兴。酒也是人们结交朋友，促进交流沟通的润滑剂，甚至特能喝酒也成了人们羡慕的一项技能。于是有人希望吃粒药就能有千杯不醉的效果，奥美拉唑就这样被看中了。

饮酒为什么会醉? 酒的成分为水和乙醇，乙醇进入体内后，直接经胃肠吸收。很快进入血液，迅速扩散到全身，以脑组织、脊髓和肝含量最高。绝大部分乙醇在肝脏代谢，小部分由肾脏和肺排除。当酒精进入人体后，代谢会产生有毒化学物质乙醛，乙醛在乙醛脱氢酶的作用下，乙醛被分解成无毒的乙酸。如果乙醛脱氢酶先天有缺陷，不能正常代谢乙醛，就会出现欣快、兴奋、错乱等醉酒表现，严重酒精中毒会导致昏迷和死亡。因此，喝酒的能力，也就是代谢酒精的乙醛脱氢酶的能力，从生下来就决定了，后天是没有药物能改变的。

奥美拉唑是什么，是一种“护胃药”，它的作用简单说就是抑

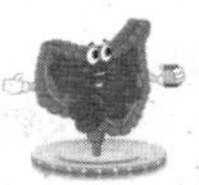

制胃酸分泌。可以用于消化性溃疡、反流性食管炎、慢性胃炎等胃酸增高疾病的治疗。奥美拉唑的口服剂型，由于安全性比较高，是非处方药，可以在药店不需要医生处方直接购买，于是有人就把它误解成了预防醉酒药物。

奥美拉唑跟醉酒一点没关系吗？倒也不对，醉酒去医院治疗时，医生会使用奥美拉唑来治疗，因为酒精对身体的主要危害之一是对胃的刺激作用，是对胃黏膜的杀伤作用，而奥美拉唑抑制胃酸分泌，可以为胃黏膜损伤的修复提供良好环境，促进胃黏膜修复。

既然醉酒会用到奥美拉唑治疗，那么喝酒前服药为什么没用呢？道理很简单，喝酒，同时还会进食很多食物，消化食物都需要胃酸的参与，预先服用奥美拉唑，抑制胃酸分泌，消化功能下降，酒还没醉呢，可能胃部就先不舒服了。所以，预先服药，不仅没用，还会适得其反。

怎样降低酒精的伤害呢，喝酒前可以适当先喝点牛奶或酸奶，胃内已有食物，可以减少酒精直接与胃壁接触，进入血液的量下降；开始喝酒时，可以同时搭配食物和水，避免快速饮酒；喝酒的时候不要与碳酸饮料、茶、咖啡混合饮用，因为这些饮料都可以刺激胃酸分泌，帮助酒精进一步损伤胃黏膜，加重胃损害；饮酒弊大于利，建议少喝或不喝，醉酒更是伤身体，药物预防没道理，乱用药一样伤身体。

二、吃泻药能减肥吗？

答案是否定的。

为什么需要减肥？肥胖是一种现代病，会导致高血压、高血糖、高血脂等一系列代谢性疾病，肥胖人数众多，已经成了一种社会问题。造成肥胖的根本原因是能量来源和去路的失衡，每天大鱼大肉外加各种含糖饮料，营养摄入过剩，每天端坐沙发看电视、玩手机，做宅男宅女，运动实施偏少，结果出现了很多胖子。

泻药是什么？是用来改善便秘症状的。泻药可以促进结肠蠕动，就像用鞭子抽打不肯干活的毛驴；泻药可以通过增加肠容积促进排便，就像充气气球，充的太多要爆炸，肠容积过大，也会刺激大脑，下令肠道赶紧排便；泻药也可以发挥局部润滑作用，软化大便，促进排出，就像给锈蚀的机器加润滑油，减轻摩擦好运转。

很明显，泻药促进排便排出的是肠内容物，包括身体新陈代谢的废物、水分、电解质，但脂肪细胞是不可能通过泻药排泄出来的，所以不能减肥。而且乱用泻药有很多危害，会出现电解质紊乱，导致低钾、低钠；出现钙和维生素的丢失，造成体内钙和维生素缺乏。

减肥是一个复杂的过程，需要医生、营养师的专业指导；减肥是一个长期的过程，重在控制能量摄入，增加能量消耗，当摄入小于身体的消耗能，脂肪细胞才会动员起来，达到减脂的目的；减肥也是一个循序渐进的过程，需要毅力、耐力且有计划的理性减肥。

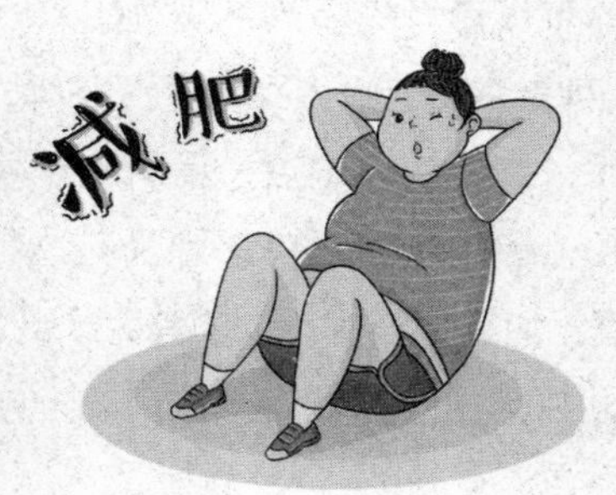

三、药房的微生态药物能用酸奶代替吗？

答案是否定的。

酸奶是用牛奶做原料，经巴氏杀菌消毒后加入有益的乳酸菌，再经发酵作用而制成的发酵乳制品。酸奶中保留了大量的活性乳酸

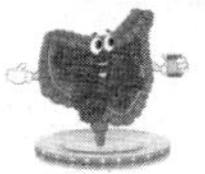

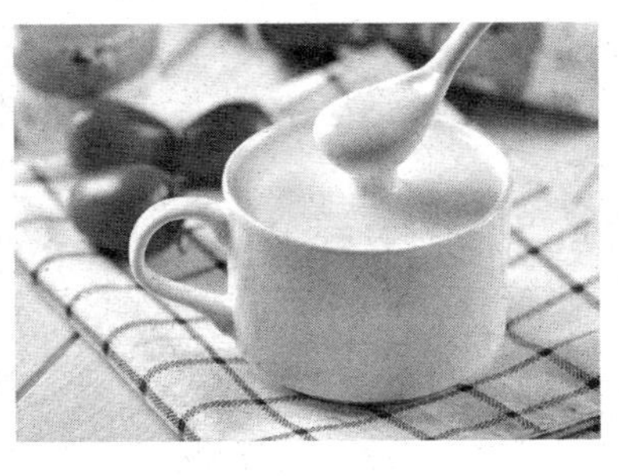

菌，以及有益菌的代谢产物和其他活性成分。虽说这浩浩荡荡的大军喝进人体后经历胃肠道的胃酸、胆汁、各种消化酶折磨，会损失一大部分，但仍有一部分乳酸菌能达到肠道，发挥调节胃肠道菌群、提高免疫力的作用。

酸奶按照菌株的不同分为两类，仅含有法定的乳酸菌——保加利亚乳杆菌和嗜酸性热链球菌的称为普通酸奶，在法定乳酸菌基础上添加其他益生菌，如双歧杆菌、嗜酸乳杆菌等称为益生菌酸奶。普通酸奶虽含有益生菌，但其实对于实际肠道菌群的改变影响是非常微弱的。添加了非法定益生菌的酸奶，从理论上讲，更利于人类肠道微生物的平衡。然而，益生菌并不是吃一两个菌就有用的，一定要达到足够的活菌数，才能起到足够的保健作用。研究显示，数量需在 10^8 以上才可能有足够的保健作用。目前国家相关食品法规无酸奶活菌数量的质量要求，因此我们买到的酸奶能否一定起到预期的保健作用是不确定的。

微生态药物是指能在人体肠道定植生长、繁殖，并能产生一定生理作用或生态效应的无毒、无害、安全的微生态制剂。微生态制剂通过扶植正常微生物种群，排除致病菌和条件致病菌侵袭，发挥生物拮抗作用，达到恢复生理平衡、治愈疾病的目的。

与酸奶相比，微生态药物都有明确的菌株标识，明确的活菌含量或数目标识，有明确的用法用量，而且有临床试验研究证实可改善的疾病和症状，疗效是有保障的。另外，微生态药物中的添加剂也很明确，不会有牛奶、鸡蛋、麸质等物质，所以也不会出现进食酸奶可能出现的过敏症状。

因此，对于明确有胃肠道疾病需使用微生态制剂的应首先使用微生态药物，症状改善，病情好转，停用药物后可考虑改为酸奶维持。

四、服用药物有引起腹泻的可能吗？

答案是肯定的。

生了肺炎，用抗菌药物治疗，两周后肺炎好了，但突然开始拉肚子了；反流性食管炎，用抑酸药物维持治疗，食管炎还没完全好，却老是出现稀便，明明以前大便都很正常啊；房颤，医生让吃华法林，抽了很多次血，终于华法林的剂量稳定了，不要经常跑医院了，可是出现腹泻的迹象，好奇怪。

其实，这些现象并不奇怪，这种与药物相关的腹泻称为药源性腹泻，是药物的常见不良反应，与药物的作用靶点不够单一有关系。通俗来讲，用药就像打枪，指哪打哪最好，但不巧的是，子弹是散弹，打中了靶心但也波及了全靶，于是就出现了引起肺炎的细菌被抗菌药物杀死了，但肠道内的有益活菌也遭了殃，于是腹泻就发生了。

能够导致药源性腹泻的药物很多，比如抗菌药物，是导致腹泻最多的一类，因杀灭体内正常菌群，还导致有害病原微生物优势繁殖，损伤肠壁细胞；具有细胞毒性的抗肿瘤药物也常引起腹泻，药物破坏结肠、小肠的肠粘膜，导致腹泻，但很少出血，多种抗肿瘤药物联合使用，腹泻加重；治疗精神疾病的抗抑郁药长期过量使用也会引起腹泻；抗结核药物、抗凝血药物、免疫抑制剂等都有造成腹泻的报道。

如何减少，如何处理药源性腹泻呢？有一部分药源性腹泻通过合理规范的使用药品是可以尽量避免的，比如抗菌药物引起的腹泻，不提倡患者自行购药，在使用过程中也需遵从医嘱，不随意加量，

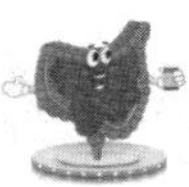

不随意停药，也不随意延长用药时间。还有一部分药源性腹泻是不能避免的，因为药物的两重性（治疗作用和副作用），有很小的一部分患者会发生腹泻的不良反应，这时，患者应该及时就医，和医生沟通后，考虑换药或停药。

五、自带“糖”字的泻药“乳果糖”能给糖尿病病人用吗?

答案是肯定的。

乳果糖是一种泻药，口服后在肠道吸收很少，通过增加肠腔内容物的容积来促进肠道推进性蠕动，产生泄下作用。

糖尿病病人怕什么，当然是血糖升高，如果服用的药物会升高血糖，那么对糖尿病病人而言就不是个理想选择，需要寻找其他不影响血糖的药物代替。

乳果糖会升高血糖吗？来看看它在我们人体内的代谢过程吧，乳果糖口服后几乎不被吸收，以原型到达结肠，被结肠内的细菌分解成低分子量的有机酸——乳酸，导致肠道内 pH 酸碱度下降，刺激结肠局部渗出，肠腔内粪便容积增加，推动结肠蠕动，保持大便通畅，缓解便秘，同时恢复结肠的生理节律。乳果糖的整个作用过程没有产生升高血糖物质，因此是不会升高糖尿病病人的血糖的。乳果糖的药品说明书也专门提到作为糖尿病病人便秘用药，服用说明书推荐剂量，不会对糖尿病病人带来任何问题。

但是，乳果糖的代谢过程能产生乳酸，而糖尿病病人血糖控制不好，出现乳酸酸中毒等严重并发症的时候，使用乳果糖，会加重病情。另外，乳果糖也可以用于肝硬化患者肝昏迷及昏迷前期的治疗，这个时候的剂量远比治疗便秘的剂量大，如果是糖尿病病人并发肝硬化，需要使用乳果糖改善肝昏迷的症状时，因为服用剂量大，会对糖尿病病人产生不利影响的。当然这个时候病人一般都是住院接受治疗，对于药物的选择与剂量问题，医生和药师会给予充分考虑，谨慎使用。

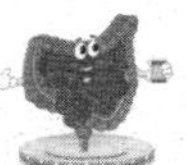

第七章 特殊人群如何使用胃肠道相关药物

一、婴幼儿腹泻与药物治疗

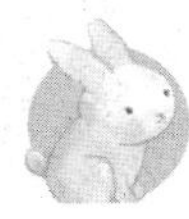

春天来了，为什么我和我的朋友们老是拉肚子呢？连上厕所也要排队！

春季气温逐渐回升，空气潮湿，细菌、病毒等滋生繁殖活跃，往往容易诱发疾病，而小宝宝抵抗力弱，尤其容易中招，感冒经常发生，而胃肠型感冒总是伴有腹泻。

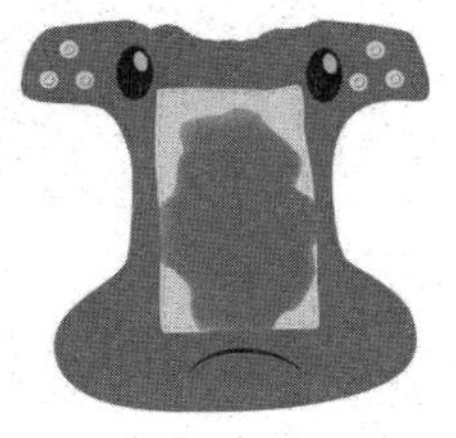

同时，婴儿在添加辅食前，其大便一般来讲都比较稀薄，且次数频繁。母乳喂养儿一般每天排便 2~4 次，甚至 7~8 次；而人工喂养的婴儿大便则相对较干一些，臭味较重，一般每天排便 1~3 次。这种情况在医学上也称为“生理性腹泻”。只要婴儿精神、食欲都良好，体重也正常增加，就不必过于担心。但是，如果婴儿的大便次数突然发生变化，比如由以前的每天 1~3 次，增加到 7~8 次，那就要引起重视了。

引起小儿腹泻的原因，一般来讲有以下几方面：（1）细菌：细菌引起的急性腹泻，多发生在夏季。（2）病毒：病毒引起的急性腹泻多发生在秋、冬季。（3）真菌：由于抗生素的广泛应用，真菌性肠炎的发病率正逐年增加。（4）肠道寄生虫。（5）小儿喂养不当：喂养不定时，配方奶突然改变，摄入过多的水果等富含纤维素的食物，对牛奶或豆类过敏引起的腹泻。（6）气候因素：受凉。

腹泻重者可出现脱水症状，宝宝会表现的口渴明显，老是要喝水，同时小便减少，人也烦躁不安，哭闹不止。这时候就要想到是不是脱水了。拉肚子本身不致命，但脱水后电解质紊乱却会害人性命。

在腹泻的治疗用药方面，家长需要对各种药物有有一定的了解，明白其用药原理与注意事项。婴儿是一个特殊的群体，如若用药不谨慎，药物的不良反应会带给婴儿灾难性的影响。

（一）为什么要推荐口服补液盐？

口服补液盐是世界卫生组织（WHO）推荐的预防和纠正腹泻脱水的一种最安全、最经济有效的方法。口服补液盐中含有氯化钠，碳酸氢钠，氯化钾，葡萄糖。加水配制成口服液后，给患儿少量多次服用，4 小时内服完，可以改善脱水症状，防止电解质和酸碱平衡紊乱。不过，口服补液只适用于能够口服、呕吐不严重的轻度或者中度脱水患儿。对于腹泻剧烈、不能正常饮食、频繁呕吐、发热、粪便带血或明显脱水的患儿，要及时送患儿去医院治疗。

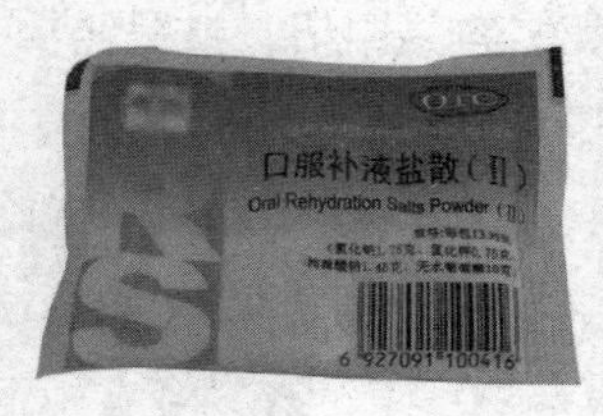

（二）腹泻就必须止泻吗？

一般来讲不主张一发生腹泻，家长就过早的给孩子乱用止泻药。腹泻也是机体自我保护的方法，因细菌、病毒等导致的感染性腹泻

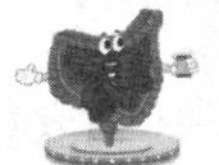

时，机体通过腹泻将这些病原体排出体外，减少毒素的吸收，保护机体。这时应先控制感染、补液治疗。如果是非感染因素，在病因去除后，症状一般会自然好转，只有在脱水症状严重时采用止泻治疗。

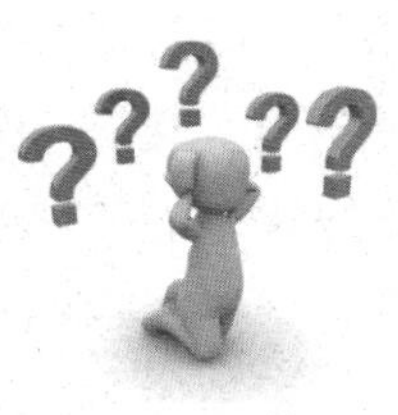

（三）哪些腹泻治疗药物不能用于婴幼儿？

部分抗菌药物：感染性腹泻治疗时，家长需注意，部分抗菌药物不能应用于婴幼儿。氨基糖苷类如庆大霉素、阿米卡星、链霉素等，对婴幼儿耳神经与肾脏有严重损害，6 岁以下儿童禁用。氟喹诺酮类如诺氟沙星、氧氟沙星、环丙沙星、依诺沙星等，可致婴幼儿软骨损害，不宜用于骨骼系统未发育完全的18岁以下的小儿及青少年。四环素类如四环素、多西环素、米诺环素等，能使牙齿发生钙沉积而形成黄褐色四环素牙，对 8 岁以下儿童禁用。

抗蠕动药物：洛哌丁胺、地芬诺酯、鸦片酊、可待因等，能降低肠道蠕动，使粪便排出的频率降低，但并不能减少婴幼儿的粪便形成量。而且这类药物会引起严重的麻痹性肠梗阻，有些会有中枢神经毒性，禁用于婴幼儿腹泻。

（四）哪些止泻药婴幼儿可安全使用？

1. 益生菌制剂：通过抑制致病菌的生长而纠正菌群失调，达到治疗腹泻的目的，对吸收不良、营养不良等患儿也有作用。益生菌制剂的使用注意事项详见腹胀。

2. 肠粘膜保护剂：如蒙脱石散，口服后能均匀地覆盖在整个肠腔，可吸附多种病原菌，产生固定和抑制作用；同时还能修复肠粘膜屏障。值得一提的是，肠粘膜保护剂一般需饭前半小时服用，在食物进入前可以覆盖于肠腔。黏膜保护剂不能与益生菌同时服用，因为会将其吸附，抑制其作用。

3. 消旋卡多曲：属脑啡肽酶抑制剂，减少水和电解质的过度分泌，减少 2 月龄以上儿童急性腹泻病程及频率。该药需餐前服用，疗程 5 天或用至恢复前。

4. 盐酸小檗碱片：又称黄连素，用于肠道感染，对细菌有微弱的抑菌作用。但是由于片剂不宜准确地分剂量，小儿服用不方便。

5. 补锌：微量元素锌是肠黏膜修复的必需营养物质一，补锌能够减轻腹泻的严重程度、缩短腹泻病程，而且能够降低以后 2~3 个月腹泻的再发生，因此腹泻期间也应及早注意锌的补充。按照 WHO 的推荐，腹泻病患儿能进食后即补锌治疗，6 月龄以上患儿每天补充锌元素 20mg，6 月龄以下患儿每天补充锌元素 10mg，共 10~14 天。元素锌 20mg 相当于硫酸锌 100mg，葡萄糖酸锌 140mg。

（五）除了药物，宝宝家长还要注意以下一些事项：

1. 宝宝拉肚子，家长一定要给孩子补水，不能等到口渴才喝水。

2. 腹泻期间，要减少每次进食量，增加喂养次数。

3. 选择易消化食物，如米汤、面条，减轻胃肠道负担。避免粗纤维蔬菜、水果、高糖类食物。

4. 预防宝宝腹泻，重点是注意卫生。

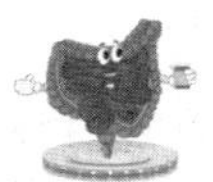

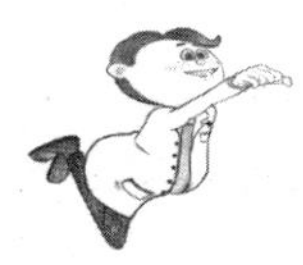

药师给你提个醒

1. 辨别婴幼儿生理性腹泻（正常）与疾病，关键点为大便次数的突然变化。

2. 家长要及时给孩子应用口服补液盐，预防与纠正脱水。

3. 了解婴幼儿禁用腹泻药物，避免药物不良反应的出现。

二、婴幼儿腹泻与药物治疗

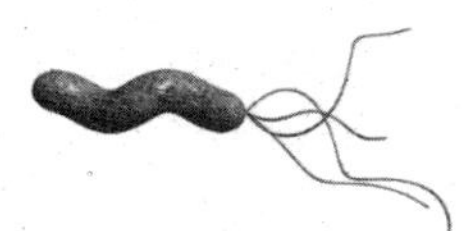

世界胃肠病学组织的报告显示，儿童幽门螺杆菌（Hp）的感染率为 10%~80%，10 岁前超过 50% 的儿童被感染。虽然，幽门螺杆菌的具体传播途径目前还不十分明确，但 Hp 感染呈现明显的家庭聚集现象，人是 Hp 唯一的已知的自然宿主，比如家庭中有 Hp 感染者、儿童期不分床睡、母亲用咀嚼过的食物喂小孩等都会增加儿童 Hp 感染的风险。

根据《儿童幽门螺杆菌感染诊治专家共识》（2015 版）推荐，儿童 Hp 治疗主要有以下 3 类药物：

类别	药物	治疗剂量	最大剂量	注意事项
抗生素	阿莫西林	50 mg/（kg·d），分 2 次	1 g，2 次 /d	青霉素过敏的儿童禁用
	甲硝唑	20 mg/（kg·d），分 2 次	0.5 g，2 次 /d	消化道不良反应较为常见，口中有金属味，尿液呈深红色，禁止服用含有酒精的饮料。为减少消化道不良反应，建议饭后服用。

类别	药物	治疗剂量	最大剂量	注意事项
抗生素	替硝唑	20 mg/（kg·d），分 2 次		注意事项与甲硝唑相似。相对甲硝唑而言，不良反应较少而轻微
	克拉霉素	5-20 mg/（kg·d）分 2 次	0.5 g，2 次 /d	
铋剂	胶体次枸橼酸铋剂	6-8 mg/（kg·d），分 2 次		>6 岁才能使用，餐前 30 分钟服用
抗酸分泌药（PPI）	奥美拉唑	0.6-1.0 mg/（kg·d），分 2 次		餐前 30 分钟服用

治疗方案根据不同地区对克拉霉素耐药率的不同，分为 2 种方案：

耐药率较低（<20%）地区	PPI+ 克拉霉素 + 阿莫西林，疗程 10 或 14d 若青霉素过敏，则将阿莫西林换用甲硝唑或替硝唑
耐药率较高（>20%）地区	阿莫西林 + 甲硝唑 + 胶体次枸橼酸铋剂，疗程 10 或 14d 或者序贯疗法：PPI+ 阿莫西林 5d，PPI+ 克拉霉素 + 甲硝唑 5d

平时，应该注重儿童 Hp 感染的预防，加强对儿童的保护，比如婴幼儿阶段，不用咀嚼过的食物喂小孩，与儿童共餐时注重碗筷的清洁与消毒，不让儿童食用未煮熟的膳食，减少在外就餐次数等。

三、特殊人群便秘的用药选择

1. 老年人

老年人是慢性便秘的重灾区，随着年龄的增长、肠道蠕动功能的下降、自身运动的缺乏、膳食纤维摄入不足、罹患多种疾病等原因，众多因素夹杂，导致老年便秘发生率高，治疗成功后也容易再次复发。

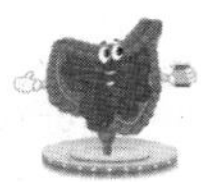

老年人如何选择便秘治疗药物呢，与普通成年人有所不同，需要兼顾老年人本身的生理特点：

轻度慢性便秘老年患者——首选容积性泻药，如欧车前、麦麸、车前草、甲基纤维素、聚卡波非钙等，用药过程中还应注意补充适量水分，以防止肠道机械性梗阻。

合并慢性心、肾功能不全老年便秘患者——可选渗透性泻药，如乳果糖、聚乙二醇等。其中乳果糖还是一种益生元，有助于促进肠道有益菌群的生长。此类泻药性质温和，一般可长期服用。避免使用容积性泻药、盐类渗透性泻药和刺激性泻药。

伴高血压、心功能不全等排便费力老年患者——可选润滑性泻药，如甘油、液状石蜡、多库酯钠等，可以口服或制成灌肠剂，具有软化大便和润滑肠壁的作用。采用润滑性药物制成的灌肠剂特别适用于排便障碍型以及粪便干结、粪便嵌塞的老年患者使用，安全有效。润滑性泻药中的液状石蜡口服会干扰脂溶性维生素的吸收，对于吞咽困难的老年患者还有误吸导致吸入性肺炎的风险，所以不能口服。可以根据病因选择一些适合的中成药如麻仁丸、便通胶囊等，尽量避免使用盐类渗透性泻药。

肠蠕动减慢的老年患者——这类患者的便秘也称为慢传输型便秘，可选择促动力药物，如伊托必利、莫沙必利和新药普卢卡必利。

慢性便秘的辅助治疗——可选择微生态药物，帮助促进肠蠕动，促进排便，改善便秘。

药物治疗的同时，也需要注意生活方式的调整，注意足够的水分和膳食纤维的摄入，合理运动，并且建立良好的排便习惯。综合治疗，方能安然无恙。

2. 妊娠期

便秘是妊娠期非常常见的症状，特别是妊娠中晚期，孕激素水平持续升高，导致胃肠动力降低，而妊娠子宫对直肠乙状结肠的压力反而增大，引起便秘。

妊娠中晚期用药应谨记“无害”原则，牢记药物的致畸性和安全性，治疗的目标是安全有效地缓解症状。

最安全的妊娠便秘治疗药——渗透性泻药乳果糖是妊娠期最安全的便秘治疗药物。美国食品药品监督管理局的妊娠分级给乳果糖的分级是 B 级，是安全等级比较高的一个药物级别。乳果糖治疗剂量下粪便性状明显改善，治疗有效率高，由于药物在肠道很少吸收，因此安全可靠，无严重不良反应，也不影响胎儿生长发育。聚乙二醇对于普通成人通便效果好，但用于妊娠期的安全性尚未完全确定，目前建议不用于孕妇。

适用于轻度妊娠便秘治疗药——容积性泻药，如小麦纤维素颗粒，通过外源性补充纤维素改善便秘，服用时需补充足够液体，但起效较慢，只适合轻度便秘患者。容积性泻药服用时需补充较多液体，所以常伴发腹胀、纳差等不适症状。欧车前也属于容积性泻药，但有可能引起支气管哮喘、过敏反应等不良反应，所以妊娠期建议不要使用。

禁用于妊娠期的便秘治疗药——润滑性泻药开塞露、蓖麻油禁用于妊娠期妇女，因为这些药物均含有矿物油，可以影响母体对脂溶性维生素的吸收，不利于胎儿生长，但是产后便秘这类药物可使用。蒽醌类泻药中的丹蒽醌与先天性畸形有关，番泻叶可以进入乳汁，蓖麻油可引起子宫收缩，孕期应避免使用。

除了药物治疗，妇女怀孕期间也通过均衡饮食、适度运动、养成良好的排便习惯并保持良好情绪等方法来预防或改善便秘。

3. 儿童

便秘是儿童常见的消化道症状，主要是由于饮食中缺乏碳水化

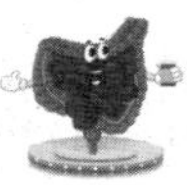

合物、脂肪或水分摄入不足，或蔬菜、水果等粗纤维进食太少而引起的，多见于吃配方奶的小婴儿。

治疗便秘应首先强调基础治疗。包括家庭教育、排便习惯训练、合理饮食，足量饮水，增加活动量及心理行为治疗。

粪便嵌塞的儿童——可选用开塞露或温盐水灌肠，清除嵌塞的粪便后应继续服用泻剂，保持每天排便以防止粪便再次在直肠积聚。有研究证明，乳果糖能使超过 90% 的儿童恢复正常排便的习惯，粪便性状好转，腹痛明显缓解且饮食改善。

经常服用中成药类泻药的儿童——有些家长认为中成药毒副作用小，于是给自己经常便秘的孩子长期服用，当做了预防便秘药物，这可不是一个好办法，中成药泻药多含有大黄、番泻叶、芦荟、决明子、生何首乌等草药，它们的泄下作用来自于蒽醌及其衍生物，长期服用损伤脾胃，影响正常肠道节律。

除了泻药，常见的药物还包括益生菌制剂，这类药物中含有的乳酸杆菌和双歧杆菌能够增加大便次数并软化大便。

4. 肿瘤患者

在肿瘤患者中，便秘是常见的症状之一，原因复杂多样，常常多种因素犬牙交错，相互影响，处理难度增加。

造成便秘的第一个原因是肿瘤本身，一些盆腹腔原发性肿瘤或转移性肿瘤影响肠道运动，肠内容物通过缓慢，水分被吸收，大便干结，阻塞肠道，便秘就产生了；另外患者的心理因素也会产生很大影响。患者得知自己为恶性肿瘤，往往会焦虑、不安、抑郁，负面情绪诱发自主神经功能紊乱，影响肠道动力，产生便秘；药物因素也是难以避免，无论镇痛药、化疗药还是止吐药。阿片类药物是最常用的镇痛药物，由于阿片受体在肠道广泛分布，便秘发生率接近 100%，而且便秘是阿片类药物唯一不能逐渐耐受的不良反应。

化疗药物，特别是具有自主神经毒性的化疗药物均可引起便秘，如长春碱类。针对恶心、呕吐的止吐药物都可抑制胃肠道蠕动，引起便秘也是顺理成章了。而患者自身食欲差，消化也分泌少，膳食纤维摄入不足，是导致便秘的一大原因。

肿瘤患者如何处理便秘呢，泻药不能随便选，要针对肿瘤患者便秘发生的特殊因素，对因下药：

（1）吗啡类止痛药引起的便秘——给予缓泻剂，如乳果糖，在结肠中被消化道菌群转化成低分子量有机酸，导致肠道内 pH 酸碱度下降，并通过渗透作用增加结肠内容量，刺激结肠蠕动，保持大便通畅，缓解便秘，同时有利于结肠的生理节律。由于这种药物引起的便秘几乎一定会发生，肿瘤患者在使用吗啡类药物时就可以常规同时使用乳果糖，预防可能发生的便秘，而不是出现症状再治疗。刺激性泻药比沙可啶起效快，口服后一般 10~12 小时内发挥作用，直肠给药后可在 16~60min 内引起排便，但使用吗啡类药物的肿瘤患者不适宜使用，因为患者对比沙可啶耐受性差，很容易造成腹痛、腹泻和大便失禁，是不能和吗啡类药物一起合用的。

（2）老年肿瘤患者伴习惯性便秘——给予缓泻剂，这种患者往往有长期服用或间断服用泻药的病史，结肠节律紊乱，对刺激性泻药敏感性下降，或虽然能缓解便秘且伴随明显的腹部绞痛症状。这类患者应给予起效缓慢的缓泻剂乳果糖，长期使用安全，且不会出现依赖性。

（3）化疗药物引起的便秘——肿瘤患者接受化疗时，特别是使用具有神经毒性化疗药物时，如长春瑞滨、长春新碱，一些分子靶向药物如曲妥珠单抗等，需要关注患者每日排便情况，一旦出现排便困难、腹胀等症状，及时使用多潘立酮、莫沙必利等促进胃肠蠕动药物治疗。

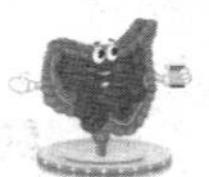

（4）预防恶心呕吐的止吐药物引起的便秘——止吐药物作用来自于抑制胃肠道蠕动，矫枉过正，便出现了便秘。处理时首先应合理使用止吐药，根据患者消化道反应程度，及时增减用量。如果出现便秘可以使用聚乙二醇，这个药物不易吸收，可在粪便中保持大量水分而产生容积性和润湿性导泻作用。由于不被消化道吸收，毒性和不良反应很少。但过量会导致腹泻，出现腹泻后一般 24~48 小时可恢复正常。

（5）老年肿瘤患者顽固性便秘——肿瘤患者出现粪便干结、嵌塞时可采取灌肠治疗，但不能形成常规，因为灌肠治疗的同时会导致肠壁黏液丢失，这些黏液本身具有润滑肠壁的作用。用于灌肠的药物有润滑性泻药开塞露，可配合肥皂水使用。

（6）容易腹泻的化疗药物引起的便秘——有些肿瘤化疗药物出现便秘后不能立即使用通便药物，比如治疗胃肠道肿瘤的卡培他滨、伊立替康，出现便秘后有些人会直接使用通便药。这种用法并不合适，比如伊立替康导致的腹泻及延迟性腹泻，一般在用药 24 小时后发生，单药治疗时，静脉滴注该药后发生首次稀便的中位时间是治疗后第五天，因此接受伊立替康治疗出现便秘立即予通便药物是不合理的，应由医生评估病情、用药情况，再选择治疗的最佳时机，盲目自用有风险。

四、妊娠、哺乳期消化系统用药指导

孕期、哺乳期用药是每一位孕妇及其家人关心的问题，药物可以通过胎盘、通过乳汁直接影响宝宝，合理用药，保障母儿的安全，对于个人，以及整个社会都有着十分重要的意义。妇女妊娠期间因为一些生理性原因（如呕吐剧烈）或疾病，往往需要用到消化系统药物，在此我们将常见消化系统药物的安全性给大家做一介绍，并提供用药建议，但是我们仍希望孕妇在用药时能与医生或药师沟通，权衡利弊后使用，不要仅仅根据以下介绍擅自用药。

在介绍药物之前，大家需要先简单了解妊娠期用药安全性分级以及哺乳期用药L分级。

妊娠期分级	
级别	**说　明**
A级	证实安全，可以使用。
B级	安全性未得到证实。权衡利弊后可以使用。
C级	在动物实验中证实有危害（致畸或杀死胚胎），在孕妇中没有进行研究。只有在权衡了对孕妇的好处大于对胎儿的危害后才可以使用。
D级	对人类有明确的致畸作用。一般不能使用，只有在特殊情况下，如为了挽救孕妇生命等才可以考虑使用。
X级	禁用。

（注：美国FDA公布的分级标准）

哺乳期分级	
级别	**说　明**
L1级	最安全，可以使用。
L2级	较安全，可以使用。
L3级	中等安全，权衡利弊后可以使用。
L4级	可能为危险，只有在母亲处于危及生命的情况下可以考虑使用。
L5级	禁忌。

（注：由美国儿科学教授Hale提出，非官方药品监管部门颁布，但全球范围内使用甚广）

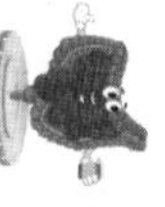

常见消化系统用药妊娠、哺乳安全性分级

药品分类	通用名	妊娠分级	说明	用药建议	哺乳期分级	说明	用药建议
抗酸药	铝碳酸镁	B	孕妇服用后铝的血药浓度在正常范围	孕妇可短期服用，使胎儿的铝暴露量降至最低	—	无乳汁分泌的资料	尽量不用
胃酸分泌抑制剂	西咪替丁	B	能透过胎盘屏障，引起胎儿和婴幼儿肝功能障碍	妊娠期妇女禁用	L1	可通过乳汁分泌，乳汁浓度高于血浆浓度	哺乳期妇女禁用
	雷尼替丁	B	可通过胎盘	妊娠期妇女确有必要方可使用	L2	药物经乳汁排泄	哺乳期妇女确有必要方可使用
	奥美拉唑	C	流行病学研究结果表明，奥美拉唑对胎儿、孕妇健康无不良影响	孕期一般不使用	L2	—	哺乳期妇女慎用
	艾司奥美拉唑	C	无妊娠期临床资料参考，动物实验未显示对胚胎或胎儿发育有直接或间接损害作用	妊娠期妇女慎用	L2	—	因没有相关研究，不建议使用
	兰索拉唑	B	动物实验示胎仔中药物浓度高于母体血浆药物浓度，增加死亡率	对妊娠期妇女，除非判定治疗益处大于危险时，一般不宜使用	L3	动物实验显示经母乳分泌	哺乳期妇女不宜用此药，如用，应停止哺乳

药品分类	通用名	妊娠分级	说明	用药建议	哺乳期分级	说明	用药建议
—	泮托拉唑钠	B	—	国内资料建议妊娠头三个月禁用	L1	—	哺乳期禁用
	雷贝拉唑	B	在大鼠及家兔试验中观察到对胎仔的毒性作用	孕妇使用应权衡利弊	L3	—	哺乳期妇女应避免使用本品。必须用药时，应停止哺乳。
胃黏膜保护剂	米索前列醇片	X	对妊娠子宫有收缩作用	妊娠期妇女禁用	L3	其代谢物米索前列酸可引起婴儿严重腹泻	哺乳妇女不应使用
	磷酸铝	—	—	尚不明确	—	—	尚不明确
	替普瑞酮	—	尚不明确	尚未确定妊娠期妇女安全性，妊娠或可能妊娠的妇女权衡获益和风险后使用	—	—	尚不明确
	L-谷氨酰胺呱仑酸钠	—	—	妊娠期妇女仅在利大于弊时给予	—	—	—
复方制剂	醋氨己酸锌	—	未进行该项实验且无可靠参考文献	尽量选择其他药物	—	—	哺乳期妇女的安全性尚不明确，因此不宜使用

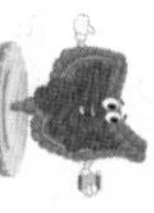

药品分类	通用名	妊娠分级	说明	用药建议	哺乳期分级	说明	用药建议
胃肠解痉药	曲美布汀	—	无孕妇安全性资料	谨慎使用，优先选择安全性明确的药物	L3	无哺乳期安全性资料	谨慎使用，优先选择安全性明确的药物
	奥替溴铵	—	动物实验未发现胚胎毒性，致畸性，致突变毒性反应	建议：1. 一般不用于孕妇；2. 仅可用于绝对必须使用的妊娠期妇女，且需在医生严密监督下	—	无哺乳期安全性资料	建议：1. 一般不用于哺乳期妇女；2. 仅可用于绝对必须使用的哺乳期妇女，且需在医生严密监督下
	屈他维林	—	妊娠期妇女用药数据有限，动物实验未显示对于胎儿的发育有直接或间接有害影响	妊娠期妇女禁用(除非必要）	—	无关于动物乳汁中是否分泌屈他维林的研究	哺乳期禁用（除非必要）
	消旋山莨菪碱	—	未进行该项实验且无可靠参考文献	妊娠期妇女禁用	—		哺乳期妇女禁用
	阿托品	C	静脉注射可致胎儿心动过速	妊娠期使用需权衡利弊	—	可分泌入乳汁，有抑制泌乳作用	哺乳期妇女慎用
助消化药	复方消化酶胶囊	—	尚不明确	—	—	未进行该项实验且无可靠参考文献	—

药品分类	通用名	妊娠分级	说明	用药建议	哺乳期分级	说明	用药建议
促胃肠动力药	复方阿嗪米特	—	潜在致畸作用	妊娠期妇女禁用	—	—	—
	甲氧氯普胺	C	潜在致畸作用	妊娠期妇女禁用	L1	—	哺乳期少乳者可短期用于催乳
	多潘立酮	C	尚未确认妊娠妇女给药的安全性，对于孕妇或有妊娠可能的妇女，只有确认其治疗上的有益性高于危险性时才可以给药	孕妇禁用，建议尽量选择其他安全性明确的药物	—	由于已有报告在动物实验（大白鼠）中向乳汁中转移，因而服用本药时应当避免哺乳。	服用本药时应当避免哺乳。
	伊托必利	—	尚未确认安全性	对于孕妇或有妊娠可能的妇女，只有确认其治疗上的有益性高于危险性时才可以给药	—	动物实验显示可向乳汁中转移	哺乳期妇女避免使用
止吐药和催吐药	莫沙比利	B	尚未确认安全性	孕妇禁用	—	—	本品可经乳汁分泌，故哺乳期妇女用药时应停止哺乳

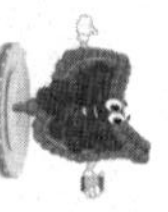

药品分类	通用名	妊娠分级	说明	用药建议	哺乳期分级	说明	用药建议
止吐药和催吐药	昂丹司琼	—	动物试验研究未显示对胚胎期、胎儿期有直接或间接害处。	妊娠期妇女特别是头三个月内不推荐使用	—	可由授乳动物乳汁中分泌	哺乳期妇女用药不应哺乳
	托烷司琼	—	尚未确认安全性	妊娠期妇女禁用	—	目前尚缺乏本品从乳汁中分泌的资料	哺乳期使用本品时应停止哺乳
	格拉司琼	—	动物实验示无致畸作用	除非临床需要，否则孕妇禁用	—	缺乏乳汁中分泌资料	哺乳期妇女接受治疗时应停止哺乳
止泻药	比沙可定	C	妊娠期妇女长期用药可引起新生儿的戒断及呼吸抑制症状	妊娠期妇女禁用	—	—	哺乳期妇女不宜使用
	地芬诺酯	C	孕妇长期服用本药会引起新生儿戒断及呼吸抑制症状	—	—	—	—
	洛哌丁胺	B。	虽然本品无致畸作用和胚胎毒性，但孕妇，尤其是妊娠前三个月内的孕妇，仍应权衡利弊使用。	孕妇，尤其是妊娠前三个月内的孕妇，权衡利弊使用。	L2	少量分泌母乳中。	哺乳期妇女不宜使用本品
	蒙脱石	—	尚不明确	—	—	尚不明确	—

药品分类	通用名	妊娠分级	说明	用药建议	哺乳期分级	说明	用药建议
微生态药物	枯草杆菌肠球菌二联活菌	—	尚不明确	—	—	尚不明确	—
	双歧杆菌嗜酸乳杆菌肠球菌三联活菌	—	—	—	—	—	—
	复方嗜酸乳杆菌	—	—	—	—	—	—
	布拉氏酵母菌	—	虽然动物实验未发现本品任何对胎儿有毒性作用的现象，但尚无人类妊娠安全使用本品的确切资料	妊娠期避免使用	—	—	哺乳期妇女避免使用
肝胆疾病辅助用药	乳果糖	B	—	推荐剂量可用于妊娠期	—	—	推荐剂量可用于哺乳期
	门冬氨酸鸟氨酸	—	动物实验中未发现本品有生殖作用	安全性未确定	—	—	安全性未确定
	门冬氨酸钾镁	—	—	不宜使用	—	—	—

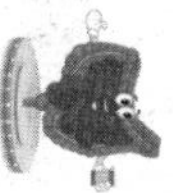

药品分类	通用名	妊娠分级	说明	用药建议	哺乳期分级	说明	用药建议
肝胆疾病辅助用药	甘草酸二胺	—	—	无使用经验，不推荐	—	—	无使用经验，不推荐
	异甘草酸镁	C	—	妊娠期妇女禁用	—	本药可通过乳汁分泌，有使乳儿发生严重不良反应的风险	哺乳期禁用
	硫普罗宁	C	—	妊娠期妇女禁用	—	随乳汁排泄，有使乳儿发生严重不良反应的潜在危险	哺乳期禁用
	多烯磷脂酰胆碱	—	—	尚不明确	—	—	尚不明确
	复合辅酶A	—	—	可用于妊娠期	—	—	可用于哺乳期
	丁二磺酸腺苷蛋氨酸	—	未进行该项试验，也无该项参考文献	妊娠期禁用	—	—	哺乳期禁用
	还原性谷胱甘肽	—	—	尚不明确	—	—	尚不明确
	腺苷蛋氨酸	—	—	妊娠期可用	—	—	哺乳期可用

药品分类	通用名	妊娠分级	说明	用药建议	哺乳期分级	说明	用药建议
利胆药	苦参素	—	动物研究发现妊娠早期有胚胎毒性，缺乏人类妊娠前三个月用药数据	妊娠期前三个月禁用；育龄期妇女使用该药需确定采取了安全的避孕措施	—	无证据表明该药可进入母乳	建议不用
	熊去氧胆酸	B	—	缺乏孕期服用本品资料，妊娠期妇女慎用。	—	是否进入乳汁尚不明确	哺乳期慎用
其它	奥曲肽	B	未有证据表明对人类及动物妊娠期无毒性作用	若非特殊需要，不得用于妊娠期妇女	—	动物实验显示，奥曲肽被分布到乳汁中，使用奥曲肽期间不应母乳喂养	若非特殊需要，不得用于妊娠期妇女
	生长抑素	B	未有证据表明对人类及动物妊娠期、围产期无毒性作用	不得用于妊娠期妇女	—	未有证据表明对人类及动物妊娠期、围产期无毒性作用	不得用于哺乳期妇女
	普萘洛尔	C	可通过胎盘进入胎儿体内，有宫内发育迟缓等个案报道	孕妇慎用	—	可少量进入乳汁，未发现本品对妊娠期间、产妇有毒副作用	哺乳期妇女慎用

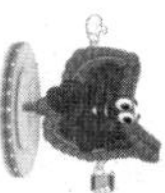

药品分类	通用名	妊娠分级	说明	用药建议	哺乳期分级	说明	用药建议
其它	复方谷氨酰胺	—	未发现本品对妊娠期间及哺乳期间的母子有毒副作用	孕妇慎用	—	—	—
	草木犀流浸液	—	没有实验证据表明该药可能会引起胚胎致病或者胎儿畸形以及影响新生儿形态学改变和发育。	妊娠初期谨慎使用	—	动物实验证明在乳汁中有分布	哺乳期妇女禁用

注：1. 用药建议以说明书为第一参考，如说明书无描述，参考其他资料。2. 说明书建议往往比参考资料更严格，与厂家规避责任有关系，如需按资料使用，建议签署患者知情同意书。